JN358014

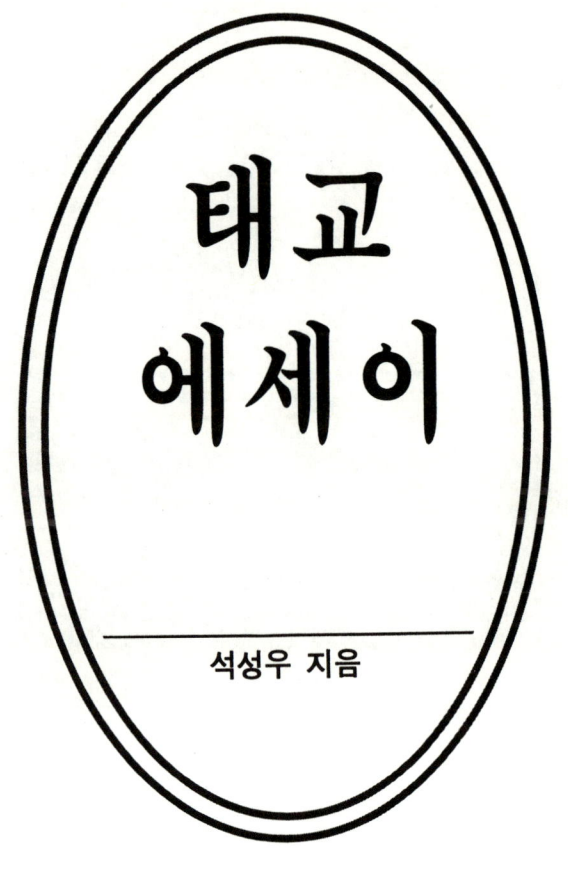

태교
에세이

석성우 지음

태교에세이

석성우 지음

土房

책 앞에

책 『태교』를 쓴지도 벌써 십오 년이 지났다.

이따금 펼쳐 보면 미진한 것이 한두 곳이 아닌 것 같다.

일반적으로 보기에, 조금 어렵다는 이야기도 가끔 들었다. 그래서 언젠가는 다시 써야지 하는 생각을 항상 가지고 있었다.

지난 1997년 겨울, IMF라는 치욕스러운 한파가 우리에게 닥쳐왔다. 그 때 필자는 무엇인가 억울하고 분한 생각에 스스로의 마음을 다스리는데 애를 먹었다.

그 때, 지금 여기에서 과연 내가 해야 할 일이 무엇인가 하는 생각을 해보았다. 그러기 위해서는 어질고 지혜로운 사람들이 많이 태어나게 해야 한다는 것이었다. 그런 평소의 바램이 영글어 이 책을 쓰게 되었다.

사람들은 누구나 훌륭한 자녀 두기를 원한다. 그러나 쉽게 할 수 있는 일이 아니다. 그렇다고 하여 못할 일도 아니다. 뜻만 있다면 누구나 다 할 수 있는 일이라고 생각한다.

필자는 부처님이 말씀하신 진리에 의지하여 실천한다면 IQ도 높고 EQ도 탁월한 자녀가 태어날 수 있다는 확신을 지니고 있다.

여기에 소개하는 태교 명상법은 우리나라에서는 처음이며, 또한 누구도 생각지 못했던 부분이라 생각한다. 그러나 일본 谷口祐司 선생의 명상법과 필자의 원력소생과는 더러 유사한 점이 있다는 것을 밝혀둔다.

보다 많은 이들과 좋은 인연이 되어 훌륭한 사람이 태어나는데 도움이 되었으면 하는 바램 간절하다. 그러다 보니 참으로 즐겁게 이 책을 써 나갈 수 있었는지도 모르겠다.

1998년 3월
석 성 우

태교에세이

■ 책 앞에

· 21세기의 준비 ——— 8

· 생명의 처음 ——— 11

· 업이란 무엇인가? ——— 14

· 인과란 무엇인가? ——— 17

· 콩 심으면 콩 난다 ——— 21

· 마음이 중요하다 ——— 23

· 마음을 어디에 두어야 하나? ——— 26

· 태교 ——— 29

· 태교의 중요성 ——— 32

· 임신을 하고 난 후 ——— 37

· 조상 천도는 하는 게 좋다 ——— 83

· 낙태나 유산한 영가도 반드시 천도하자 ——— 87

· 남자 태교 ——— 98

· 미움은 사랑으로 치유될 수 있다 ——— 103

태교에세이

· 자녀는 빛이다 —— 107
· 엔돌핀 이야기 —— 111
· 인간 복제를 생각하며 —— 115
· 한 생각의 작용 —— 118
· 좋은 운명을 가지게 하려면 —— 121
· 발원문 —— 125
· 태몽 —— 130
· 태교와 시 —— 133
· 차와 태교 —— 139
· 기도하는 마음 —— 144
· 원력소생 1 —— 149
· 원력소생 2 —— 153
· 원력소생 3(청소년의 태교) —— 156
· 명상하는 방법 —— 167
· 스님의 육아법 —— 183

21세기의 준비

오늘날처럼 세상이 빠른 속도로 변해가는 때는 인류 역사상 일찍이 없었다. 이런 변화는 인간의 삶의 질에 과연 어떤 영향을 미칠까?

곰곰 생각해 보면, 답변은 그리 간단하지가 않을 것이다. 삶이란 그 자체부터가 사람마다 모두 다르듯이 역시 어려운 문제임에 틀림없다.

그러나 아무리 빠르게 변하고 또 앞날을 예측할 수 없는 세상이 온다고 해도 인간은 결국 삶을 계승, 유지할 수 밖에 없는 것이다.

앞으로 살아갈 21세기는 과연 어떤 세상으로 변할까? 이

런 물음은 지금 현재 자신이 서 있는 위치에 따라서 답변
이 다르겠지만 필자로서는 분명히 천명하고 싶은 게 있다.
  '21세기는 도덕적인 인간만이 살아남을 수 있다'는 것이
다.
  산업사회의 기초는 능력위주로 이루어진다. 그렇지만 도
덕성이 결핍된 능력이란 모래 위의 성에 불과하다.
  예를 들어, 어느 기업에서 만든 제품이 소비자에게 전달
되었을 때, 그 제품이 부도덕하게 제대로 만들어지지 않았
다면 소비자는 분명 그 기업을 외면할 것이다. 그렇게 되면
그 회사는 당연히 문을 닫을 수 밖에 없다.
  미국이라는 나라의 대통령은 도덕적인 검증을 유권자들
로부터 받는다. 그것은 어쩔 수 없는 현실이다. 대통령으로
서 당당한 지도력을 발휘하려면 스스로 도덕적으로 문제가
없어야 하는 게 상식이다. 만약 그렇지 못하다면 이리가 양
의 탈을 쓴 꼴이 된다. 그렇게 되면 언젠가 돌아올 인과의
화살을 결코 비켜 갈 수가 없기 때문이다.
  그래서 21세기는 가장 도덕적인 사람, 그런 사람이 잘
사는 사회가 분명 될 것이다.
  지난 날, 우리가 살아온 모습을 면면히 살펴보면 정직하
고 성실한 사람이 제대로 기를 펴지 못하고 살아온 경향이
없지 않았다. 약삭빠르게 기회를 잘 잡고 줄을 잘 서며 새

치기를 잘하면 오히려 능력으로 오인되어 출세도 하고 돈도 버는 경우를 흔히 보아 왔다. 그러나 그런 일은 내리막으로 치닫는 사회에서나 있을 수 있는 일이지 정상적인 사회에서는 있을 수가 없는 일이다.

사람이라면 누구나 원하는 사회, 그것은 어진 사람이 존경받고 착한 사람이 믿음을 얻고 성실한 사람이 행복을 누릴 수 있는 사회일 것이다.

한 마디로 인간의 냄새, 인격의 향기가 훈훈히 퍼지는 그런 사회가 되어야 한다. 그렇다면, 그러한 21세기를 살아갈 사람이 태어나게 하기 위한 준비 또한 반드시 필요한 것이다.

과연 능력도 있고 감성도 풍부한 그러한 사람이 태어날 수 있을까 하는 문제는 모든 사람들의 염려이며 또한 염원일 것이다.

생명의 처음

　사람들은 누구나 '생명은 어떻게 시작되었을까?' 하는
의문을 가져 볼 것이다.

　기독교에서는 절대자에 의한 창조로 말하며, 과학자들은
진화론을 설하기도 한다.

　지금은 과학 만능의 시대라 해도 과언이 아닐 정도로 과
학의 힘은 엄청나다. 그러나 그 엄청난 과학의 영향권을 벗
어난 곳에 진실이 아직도 많이 있다는 사실에 눈을 돌려야
한다. 그 가운데 하나가 바로 생명의 처음 모습이 아닐까
한다.

　다음은 어느 논문에서 발췌한 것이다.

"부처님이시여, 저희들은 모든 생명들이 절대자에 의해 창조되었다고 생각합니다. 부처님께서는 어떻게 생각하십니까?"

부처님께서는 빙그레 웃으시면서 다음과 같이 대답하실 것이다.

"그래. 장한 생각을 하였구나. 그 생각도 틀린 것은 아니다. 그렇지만 좀더 깊이 자신을 관조하며 성찰해 보아라. 분명한 진리의 실상이 그대들의 눈앞에 펼쳐질 것이다."

또 한 무리들이 부처님을 찾아와 여쭈었다.

"부처님이시여, 저희들은 모든 생명들이 끊임없이 진화, 성숙된다고 생각합니다. 물고기에서 진화되어 개구리가 되며, 개구리가 진화하여 개나 다른 동물이 되며, 이 동물들이 진화하여 사람이 된다고 생각합니다. 부처님께서는 어떻게 생각하십니까?"

부처님께서는 빙그레 웃으시면서 다음과 같이 대답하실 것이다.

"그래, 장한 생각을 하였구나. 그 생각도 맞는 것이다. 그렇지만 좀더 깊이 생명의 본질에 대해서 관조하고 성찰해 보아라. 그러면 분명한 진리의 실상이 그대들의 눈앞에 펼쳐질 것이다. 내가 깨우침을 통해 알아낸 존재의 원리와 법칙을 쉽게 설명하자면 너희들이 지금 이야기 한 존재론

과 창조론과 진화론을 합한 것이 바로 연기론(緣起論)이라
고 할 수 있다."

 생명의 시작을 종교마다 달리 해석하기도 하지만 불교에
서의 생명은 '연기'로부터 시작된다고 한다.
 '이것이 있으므로 저것이 있고 저것이 있으므로 이것이
있다. 무명이 있으므로 행위의 힘이 생기고 그러므로 알음
알이(識)가 생긴다. 그 알음알이 속에 영혼과 육체가 있다.
영혼과 육체가 있으므로 하여 여섯 가지 감각기관이 생긴
다. 그리하여 애욕이 생기고 애욕으로 하여 또 하나의 목숨
이 생긴다. 이렇게 끊임없이 반복되는 것이 바로 윤회이
다.'
 윤회를 더 풀어서 설명한다면, 영원히 생명이 연장되는
것이다.
 그 영원한 생명이 다시 태어나는 것을 생명의 처음이라
고 하지만 사실은 영원한 것이다.

업이란 무엇인가?

불교적 관점에는 사람의 존재를 단순히 일회적 삶을 사는 존재로 생각하지 않는다.

사람이라는 그 생명의 본질은 하염없는 시간 이전부터 살아온 존재로 본다. 이 세상에서는 인연의 화합으로 모여 사람이라는 존재로 살지만, 또 다음의 생에는 어느 곳에서 어떤 모습으로 살아갈지는 아무도 모른다.

그래서 생명이란, 영원히 사는 존재로 인식한다.

그러한 영원을 살아가는 본질적 요소는 바로 업(業)의 작용에서 비롯된다. 업의 발생은 어리석음에서부터 출발한다.

그러면 우리들이 가지고 있는 생각의 근원은 어디일까?

한 마디로 업에서 비롯된다. 지금 일어나는 생각, 그것은 지난 세상에 지어 두었던 것이 내장되어 있다가 때가 되어 생각으로 나타난 것이다.

이 세상에서 갖가지 어려운 일도 많겠지만 자기 마음을 잘 다스리기란 보통 어려운 일이 아니다.

흔히들 자기가 자기 마음을 이기지 못하여 화를 내고, 짜증을 부리고, 눈물도 쏟고, 주먹도 내 두르고, 춤도 추고, 술도 마시고, 고함도 지르는 것이다. 그런 행위들을 업의 작용이라고 한다.

그런데 업이란 몸으로 행동하고, 입으로 이야기 하고, 마음으로 생각하는 것인데 이 모두가 어리석은 마음에서 비롯되는 것이다. 그러한 업이 모이고 쌓여서 살아가는 길을 만드는 것이다.

이 세상에 있을 때는 그 업의 힘으로 존재해 있다가 나중에는 지은 업의 힘에 따라 또 이 세상을 떠나게 된다. 떠난 다음에는 중유(中有)라는 세상에 있다가 또 인연을 따라 가게 되어 있다.

삶은 업의 연속이다. 다만 밖의 모양만이 변할 뿐이며 그것은 오직 스스로에 의하여 이루어진다.

여기서 또 하나 놓쳐서는 안될 문제가 있다.

업 가운데는 공업(共業)이란 게 있다. 이것을 쉽게 이야기 하자면 업을 같이 공유한다고 이해하면 되겠다.

만약 가족 가운데 어느 한 사람이 갑자기 어떤 불행을 맞이했을 때 그 나머지 가족들 역시 똑같이 괴로워 한다. 그런 경우를 공업이라고 하는 것이다.

부모와 자식의 만남 역시 공업에서 시작된다. 부모와 자식은 지난 세상에 지어 두었던 인연의 씨앗이 썩어지지 않고 금생에 다시 되살아나 부모 자식과의 관계가 되는 것이다.

업의 세계를 한 마디로 이야기 하기란 힘들 정도로 오묘하고 신비로운 것이다.

인과란 무엇인가?

콩 심으면 콩 나고 팥 심으면 팥 나는 게 원칙이다. 그게 인과이다. 원인이 있으면 반드시 결과가 따른다는 것이다.

이 세상의 어떤 행위도 반드시 결과를 낳는다.

착한 일을 하면 좋은 결과가 있고(善因善果), 나쁜 일을 하면 나쁜 결과(惡因惡果)가 있다. 이를 인과응보(因果應報)라고 한다. 또 그런 결과를 낳는 근본적인 행위를 업(業)이라고 한다.

업은 산스크리트어인데 까르마(Karma)에서 나온 말로 '의도를 가진 행동'을 뜻한다.

부처님은 절대자를 부정한다. 그리고 운명 역시 인정하지 않았다. 모든 것은 인간의 의지와 행동에 따라 이루어진다고 하였다. 그래서 삶의 결과는 그 누구도 아닌 스스로의 책임이라고 하였다.

부처님의 말씀 한 구절을 들어보자.

'인간의 행복이나 부귀영화, 온갖 존귀함이나 불행, 이 모든 일들은 다 자신이 지나온 겁에 닦은 공덕이 인연이 되어 나타나는 법. 사람이 사람으로 태어나 생김새는 비슷하나 착한 사람, 악한 사람, 잘난 사람, 못난 사람, 잘 살고 못 사는 사람으로 나뉘어져 그 삶이 다양한 것은 무슨 까닭인가? 그것은 자기가 지은 것은 자기가 받는 인과응보의 결과이니라.'

우리는 가끔 스스로를 되돌아 보며 나는 착하고 성실한데 왜 이런 어려움을 당하는 걸까 하고 회의를 느낄 때가 있다. 그 때 부처님은 심어놓은 선의 결과가 성숙하고 있는 중이라고 타이르셨다. 세상에는 우연이란 것은 없다. 모두가 필연이다. 그 필연의 도리를 체감한다면 세상을 살아가는데 큰 도움이 될 것이다.

『인과경』에 이런 이야기가 숨어 있다.

'만약 서로 다투게 되어 분한 마음이 남게 되면, 비록 이 세상에서는 그 원한이 당장 돌아오지 않는다 해도, 쌓이고 쌓인 원한과 미움은 다음 세상에서 반드시 원수로 나타나 그 보복을 받게 되느니라.

인간은 이 세상 애욕의 바다에서 홀로 태어나서 홀로 죽어가느니라. 어떤 괴롭고 즐거운 곳에서도 자기가 지은 선악의 행위에 대한 과보는 스스로 받고 스스로 감당해야 하느니라.

어느 누구도 그 과보를 대신 받아주지 않고, 대신 할 수도 없는 것. 그래서 착한 일을 행한 사람은 몸을 바꿀 때 행복한 곳에 태어나고, 악한 일을 한 사람은 고통과 재앙이 있는 곳에 태어나는 것이니라. 이는 이미 그가 행한 과보에 따라 분명히 정해져 있는 것이다.

지은 과보가 다를 때엔, 이 세상에서 아무리 가까운 부모와 자식 사이, 부부나 형제 사이라 해도 다음 생에는 두 번 다시 만나볼 수가 없느니라. 이처럼 금생에 지은 선악의 행위는 다음 세상에서 받을 고통과 즐거움의 과보가 되어 변함없는 인과의 이치로 각각 지은 바 업에 따라서 나타날 뿐이니라.'

또 『열반경』에서는

'온갖 중생이 받는 고통과 즐거움의 과보가 다 이 생(現生)의 업 때문만은 아니다. 이미 그 원인은 다생에 걸쳐 쌓여왔으므로, 현생에서 악인(惡因)을 심지 않는다면 미래세에 받아야 할 악과(惡果)도 없을 것이다.'

또 『화엄경』에서도
'범부들은 세간법에 얽매이어 그것을 실재(實在)하는 참(眞)인양 생각하기 때문에 눈에 보이는 갖가지 것을 쫓게 되므로 불선(不善)을 저질러 악도(惡道)에 떨어진다.'
고 하였다.
사람은 인과라는 울타리 안에서 생존하고 있다. 이것은 어쩔 수 없는 현실이다. 그러나 이러한 인과를 철저히 알고 있으면 인과에서 벗어날 수도 있고 또 행복을 추구할 수도 있다.

콩 심으면 콩 난다

　덕보가 태어난지는 불과 열 달 정도 밖에 되지 않았다. 그러나 그 성질은 대단하다. 한 번 울기 시작하면 누구도 감당할 수 없는 고집이 있다. 또 트집을 잡기 시작하면 아무리 달래도 남의 이야기는 듣지 않는다. 때때로 성질 부리는 것을 보면 여느 아이들과는 다른 점이 많다.

　필자는 덕보 어머니가 덕보를 임신했을 때, 생활도 중요하지만 뱃속에 있는 생명도 중요하니 현재의 일을 조금 줄이고 태교에 전념해 보라고 권하였다. 그러나 덕보 어머니에게는 나의 이야기가 설득력이 없을 수 밖에 없는 현실이 있었다. 하루하루 노력하지 않으면 안되는 처지에 있었으므로 당장의 생활을 포기할 수가 없었던 것이다.

더구나 덕보를 가졌을 때 힘든 일을 혼자 할 수가 없어 일할 사람을 두었다. 그러나 그 사람이 자기의 마음 만큼 일을 잘 하지 못해 그때마다 속이 상했다. 그래서 야단도 쳤고 미워도 한 그 마음 씀씀이가 어린 덕보의 모습에서 읽혀지는 것이다.

말세일수록 인과의 나타나는 현상은 빠르다고 하였던가.

콩 심으면 콩 나고 팥 심으면 팥 나게 되어있다. 콩을 심어 놓고 팥이 나기를 바라는 바보는 없을 것이다. 그러나 많은 이들이 콩을 심어놓고 팥을 기다리는 모양을 하고 있다.

노력은 작게 하고 이득은 크게 돌아오기를 바라고 있으니 말이다.

마음이 중요하다

사람은 영혼과 육체로 이루어져 있다.

육체는 아무리 오래 살아도 백 년이다. 하지만 영혼은 영원하다.

많은 사람들이 육체의 중요성을 강조한다. 그것이 잘못된 견해라는 것은 아니다. 육체도 중요하지만 영혼 역시 무시할 수 없을 정도로 아주 중요하다는 것이다. 그런데 영혼 속에는 나의 영혼을 구성하는 인자(因子)들이 수없이 복잡하게 얽혀져 있다. 흔히 그것을 '번뇌'라고 표현하기도 하고, '나'라고 표현하기도 하고, '마음'이라고 하기도 한다.

마음이란 실체가 없다. 마치 허공과 같은 것이다.

번뇌 혹은 나, 영혼, 마음, 이것은 아무리 추적하여도 그 실상을 찾기란 어렵다. 마음은 모양도 색깔도 형체도 없다. 그러나 어떤 작용을 할 때에는 엄청나게 큰 위력을 발휘한다. 한시도 조용히 있지를 못하고 계속 움직이고 또 움직이는 게 우리네 사람들의 마음이다.

그 마음이 바로 자기의 현재와 동시에 미래를 가늠하게 한다. 그래서 불교에서는 지금 현재를 매우 중요시 여긴다. 그 현재란 것이 존재의 당위성을 찾는데 있어서 제일 중요하기 때문이다.

필자는 마음의 중요성을 역설하는 쪽에 서 있다.

내 마음을 마음답게 하는 것이 내 존재의 궁극적 현실을 증명하는 것이기 때문에 마음의 중요성은 아무리 강조한다 하더라도 넘침이 없다.

인간의 마음은 번뇌라는 아집 속에 있으므로 밝은 생각보다는 어두운 생각 쪽에 더 길들어 있다. 그 어두운 생각은 바로 욕망이라는 큰 강을 배경으로 하고 있으며 그 욕망을 누구나 다 충족시킬 수 없다는 것이 문제가 된다.

우리의 인생살이는 욕망의 충족에만 급급한 게 사실이다. 그러나 그 욕망에 어느 정도 이성의 힘을 가미한다면 참으로 조화롭고 행복한 삶을 영위할 수 있을 것이다. 그러므로 밝은 마음을 가지고 살아가는 것이 참으로 중요한 덕목이라고 생각한다.

사람의 마음을 맑게, 밝게 하는 일은 바로 석탄을 다이아몬드로 바꾸는 일과 같은 격이다.

밝은 마음은 행복을 가져다 준다. 비록 내 마음이지만 내 마음을 잘 다스리기란 여간 어려운 게 아니다. 젊을 때는 더욱 더 그러하다.

마음을 함부로 쓰는 일 역시 조심해야 한다. 다른 이가 알지 못한다고 속으로 미워하고 질투하고 분노하는 일은 결국 나 자신을 멍들게 하고 인연있는 이웃도 상하게 만든다. 그 만큼 염력(念力)은 무서운 것이다.

잘못된 사고방식은 우리네 인체를 산성화 시켜 많은 병의 원인이 되기도 한다. 그래서 부정적인 사고 보다는 긍정적인 사고를 하는 게 바람직하다고 하는 것이다.

마음을 어디에 두어야 하나?

사십대 초반의 한 여인이 찾아 왔었다. 얼굴색이 좋지 못한 게 큰 근심거리가 있는 것처럼 보였다. 마치 엄청난 절망에라도 빠진 듯한 모습이었다. 처음에는 눈물을 흘리더니 가까스로 안정을 되찾아가며, 떨리는 목소리로 말하기 시작했다.

애지중지 키워 이제는 중학생이 된 아들이 가출을 했다는 것이다. 아들이 있는 곳을 아느냐고 물었더니 어쩌다가 한 번씩 전화가 온다고 하였다.

필자는 여인에게 그 아이를 임신했을 때를 되돌아 보라고 하였다.

생명이 태어나기를 간절히 원하고 또 귀한 생명이 태어
날 수 있도록 마음을 준비한 상태에서 아이를 가졌느냐?
아니면 일상적인 관계 속에서 어느날 우연히 임신이란 것
을 알았느냐? 그리고 처음 임신이란 사실을 알았을 때 두
려웠느냐? 아니면 참으로 행복하다고 느꼈느냐? 또 임신
중에는 귀한 생명이 태어날 수 있도록 어떤 노력을 얼마
만큼 하였느냐?고 물었다.

이 물음에 대한 대답은, 아이를 가졌을 무렵엔 생활이 어
려워 임신이란 그 자체를 거부하였는데 어쩌다 실수로 임
신이 되었다고 했다. 그러다 보니 임신이 된 것을 기뻐하거
나 행복하게 여기기 보다는 짐을 지는구나 하는 걱정부터
했었다고 고백하였다.

더구나 임신 초기에는 낙태까지 하려고 마음 먹었지만
차마 용기가 나지 않아 그냥 낳게 되었다는 염치없는 이야
기 까지 하였다.

필자는 여인에게 이런 말을 해주었다. 임신했을 때 가졌
던 마음의 모든 것이 태아에게 그대로 전달되어 그때 받았
던 부모의 마음이 원인이 되어 부모를 싫어하고 반항하고
가출까지 하게 되었다는 결론을 내려 이야기 해 주었다.

생명체가 잉태되었을 당시의 태내 환경은 어머니의 심리
상태와 바로 연결되어 있다. 그때 태아의 영혼은 참으로 투

27

마음을 어디에 두어야 하나?

명하기 때문에 어머니의 마음 씀씀이가 그대로 태아에게 전달되어 아이의 인격형성에 절대적 영향을 주게 된다.

이미 태아의 뇌 20%가 태내에서 자란다는 사실을 기억한다면 사실상 태아의 인격형성은 태내에서 다 이루어진다고 해도 과언이 아닐 것이다.

일본의 성공한 기업 가운데 하나인 소니(SONY) 회사의 명예회장 이브 씨는 '0세 교육'을 부르짖었다. 그러나 그것 역시 일 년 늦었다는 사실을 깨닫지 못한 것이다.

태교

어느 유아교육의 심포지움에서 있었던 이야기이다.

태어난지 불과 삼개월 밖에 안된 자녀를 둔 어머니가 아이를 훌륭하게 키우고자 『종의 기원』을 쓴 진화론자인 다윈에게 질문하였다.

"어떻게 하면 아이를 훌륭하게 키울 수 있을까요?" 라고. 그런데 다윈의 대답은 "이미 늦었다"는 것이었다. 이 이야기는 사람으로 태어난 뒤는 이미 교육이 늦다는 이야기이다.

그 배경 사상은 다분히 불교의 업보(業報)사상과 비슷하다.

왜냐하면 업보란 결정된 인과로써 이미 굳어져 있는 결

과를 현재로서는 바꿀 수 있는 방법이 없다는 뜻이다.

다음은 미국의 어느 태교 교육장에서 있은 일이라고 한다.

어느 임신부가 태교를 강의하는 분께 "언제부터 태교를 하면 되느냐?"는 질문을 하였다. 그때 그 태교 선생은 질문자에게 "임신한지 몇개월이 되느냐?"고 되물었다. 임신 4개월이라고 대답하였을 때 선생은 "이미 4개월 늦었습니다."라고 대답하였다고 한다.

그 말은 임신을 하면 바로 태교를 해야 한다는 뜻이다.

태교는 임신을 하면 바로 하는 게 좋다. 하지만 그것은 태교의 본질적 의미를 좋은 성격과 버릇을 가지는 정도의 한정된 의미로 잘못 인식하고 있기 때문이다.

태교의 중요성은 아무리 강조해도 모자란다. 더구나 태중의 교육 280일간이 10년 교육보다 낮다고까지 한다. 다 옳고 진실한 말들이다. 그러나 필자로서는 임신을 한 후라면 이미 늦다는 것을 귀띔하고 싶다.

그 말은 훌륭한 자녀를 두고 싶다면 임신을 하기 전에 이미 충분한 준비를 해야 한다는 뜻이다.

여기서 잠깐, 사람은 어떻게 태어나는가를 살펴 보자.

우리들이 일반적으로 알고 있는 상식은 정자와 난자가 만나면 하나의 생명이 시작된다는 것이다.

그 과정, 즉 정자가 난자를 만날 때 바로 업이 함께 한다고 불교에서는 말한다. 이것을 단순히 불교적 사고방식이라고만 밀어 붙여서는 곤란하다.

과학적인 입장에서는 생명의 시작을 단순하게 해석할 수 있을지 모르겠지만, 그 과학의 한계를 넘어 선, 알려지지 않은 미지의 세계가 아직도 많이 있음을 상기해야 할 것이다. 그리고 분자 생물학적인 입장에서는 정자와 난자가 만나는 그 순간에 생명력이 부여된다고 한다.

이 때 입력 될 수 있는 지적(知的) 정보의 량은 대영백과사전(브리테니카) 430권을 모두 다 받아들일 수 있을 정도라고 한다. 이 엄청난 사실은 평범한 상식을 뛰어 넘는 일일 것이다.

그런데 과학의 힘을 빌려 어렵게 규명하고 있는 이러한 사실도 불교적 입장에서 보면 쉽게 알 수가 있다.

왜냐하면, 불교에서는 정자와 난자가 만날 때 바로 업력이 함께 입력된다고 보기 때문이다.

결과적으로 보면 분자 생물학에서나 불교적 사유에서나 같은 생각을 가지고 있다. 하나의 생명은 참으로 경이롭게 시작된다고 할 수 있다. 그러므로 훌륭한 사람이 태어나도록 하는 일은 우리들이 노력만 한다면 충분히 가능한 일이다.

비록 과학의 힘을 빌리지 않는다 하더라도.

태교의 중요성

태교라고 하면 우선 '고리타분한 미신이다' 하고 생각하는 이들이 많은 것 같다.

요즘과 같은 과학만능의 시대에 무슨 태교냐고 힐난하는 이들도 있을 것이다. 그러나 태교는 이상도 아니고 미신도 아니다. 다만 엄연한 현실이요 과학일 뿐이다.

누구도 외면할 수 없는 이 사실을 우리는 사실로써 받아들여야 한다.

하나의 생명체가 탄생되려면 스스로 지어둔 업의 힘의 작용과 부모의 인연을 빌려 비로소 이 세상에 태어나게 되는 것이다. 그러고 보면 부모란 단지 생명을 태어나게 하는

통과장치의 필수 요건에 불과하다. 부모가 없으면 생명으로 태어날 수 있는 상황이 될 수 없기 때문이다.

부모를 만나는 일, 그 역시 스스로의 몫이다. 지난 세상 지어둔 인연의 작용에 의해서 부모를 선택하는 것이다. 참으로 엄숙한 현실이다.

생명의 주체는 자기의 업이다. 그 업의 실체 또한 자기이다. 업의 모양은 여러 가지로 나타난다.

왜 이처럼 다양하게 나타날까?

그것은 하염없는 지난 세월, 생명으로 살적에 갖가지 형태로 살았다는 반증이 된다. 우리가 일상 생활을 할 때도 마음의 흐름은 시시각각으로 변하고 있다. 마음의 변화는 참으로 다양하게 나타난다.

어느 책에서 이런 대목을 보았다.

'마음이란 동물의 유산이며, 마음을 초월하지 않는 한 그대는 진정한 인간이 될 수 없다. 그대의 육체는 인간의 모습을 하고 있지만 그 마음은 사백 만 년이나 걸린 동물의 기나긴 진화 과정의 산물이다. 그대의 마음 속에는 그대가 거쳐 왔던 여러 동물들이 내재되어 있다.

생명이 이 지상에 존재해 왔던 기간 만큼이나 오래 되었으며, 또한 그대는 여러 동물의 단계를 거쳐 왔다. 그대의

의식은 엄청난 과거를 지니고 있다.'

여기서, ' 의식은 엄청난 과거를 지니고 있다' 라는 끝 구
절에 주목해야 한다. 그 의식이란 바로 업이며 사람들은 흔
히 마음이라고 하는 것이다. 그것은 어머니와 아버지가 결
합하고 어머니가 수태기에 있고 간답바(Gandhahha＝의
식)가 있을 때, 비로소 생명의 씨앗으로 심어지는 것이다.
그러나 새로 태어날 생명이 과거에 어떤 인연, 어떤 업보를
지었는지는 아무도 모른다.
　부모와 태어날 생명이 과거에 좋은 관계였다면 은혜로운
자식이 되겠지만 그렇지 못할 경우도 허다하다.
　필자의 기본 생각인 임신을 하고 나면 늦다는 견해는 바
로 여기서 출발된다.
　새 생명으로 오는 인연이 착하고 좋은 인연인지, 아니면
원수나 한이 맺혀 다시 이 세상에서 만나게 되는 악연인지
는 누구도 모른다. 그러나 이미 임신한 상태에서는 어쩔 수
없으므로 부모로서의 노력만은 게을리 하지 않아야 한다.
그나마도 인연을 순화할 수 있는 기회이기 때문이다.
　그 말은 새로 태어날 생명과의 인연이 좋지 않다 해도
어머니의 노력 여하에 따라 어느 정도 인연의 관계를 바꾸
어 놓을 수 있는 기회가 있다는 말이다. 어머니의 탯속에

있을 때 그것이 마지막으로 주어지는 기회이기 때문이다.

대승불교 사상 중에서 중생들에게 희망과 용기를 주는 것은 번뇌를 보리로 바꿀 수 있다는 부분이다. 그것은 우리 네의 생각을 잘만 다스린다면 크나큰 진리를 그 속에서 찾을 수 있다는 말이다.

수없는 세상을 살아오면서 지어왔던 모든 죄업도 한 생각만 바꾸면 그 죄업을 씻을 수 있다고 가르치고 있는 것이다.

이 대목에서 중생들로 하여금 희망을 가지게 한다.

수많은 생을 살면서 지어왔던 좋지 않은 악업을 녹일 수 있는 마지막 절호의 기회가 바로 태중 열 달이다.

태교를 중요시 여기는 이들이 태중 열달의 중요성을 일생과 비교하는 것도 이러한 이유 때문이다.

실례를 하나 든다면 이런 일이 있었다.

조금 오래된 이야기지만, 시골에 사는 부인이 있었다. 여름날 야채를 데치고 나서 그 뜨거운 물을 울타리에 버렸다. 울타리 주변에는 여름이라 잡초가 많았다. 그때 그곳에 있던 뱀 한 마리가 부인이 버린 뜨거운 물에 데어 죽어버렸다.

그 즈음하여 부인은 임신 중이었고 후에 남자아이가 태어났다. 그러나 어처구니 없게도 아이는 목 밑과 손목 발목

위로부터 몸 전체가 뱀의 비늘 같은 무늬가 돋아 있었다.
소년은 자신의 신체에 대해 어려서부터 자괴감에 빠져 일
생을 보내야 했다.

어느 한 순간 저지른 임신부의 우연한 실수가 새로 태어
날 아이에게는 일생동안 크나큰 상처가 된 실화이다.

임신을 하고 난 후

인류사를 더듬어 볼 때 보다 훌륭한 2세를 두고자 하는 집념은 예나 지금이나 변함이 없음을 볼 수 있다.

오늘날을 과학의 만능시대라고는 하지만 과학이 훌륭한 사람이 태어나게 하지는 못하는 것 같다. 그러나 필자는 오래전부터 노력만 하면 훌륭한 2세를 둘 수 있다는 소신을 피력해 왔다.

동시에 임신을 하고 나면 늦다는 지론도 함께 펴 온 셈이다.

그러나 여기서는 임신 후의 태교 역시 중요하므로 임신 후 태교는 어떻게 할 것인가에 대해서 살펴 볼까 한다.

생물학에서는 생명은 하나의 점에서 시작된다고 하였다. 최초로 정자와 난자의 만남을 크기로 말하자면 그만큼 작다는 뜻이다. 그러나 그 점 속에는 대영백과사전 430권 분량의 정보가 들어 있다는 것은 앞에서도 밝힌 바가 있다. 그것은 바로 억겁의 생명을 유지해 온 갖가지 삶의 잔재가 남아 있다는 명쾌한 반증이 된다.

사람마다 차이는 있겠지만 임신을 하면 누구나 불안을 느낀다고 한다.

그 불안의 원인을 들여다 보면 대강 다음과 같다.

앞으로 태어날 애기가 잘 생겼을까 못 생겼을까, 성격이 밝을까 어두울까, 혹시 미숙아 또는 저능아가 태어나지 않을까, 장애아는 아닐까, 혹시 임신중에 태아가 죽지는 않을까, 임신 때문에 나의 건강이 나빠지는 건 아닐까, 나의 아름다운 용모가 미워지지는 않을까, 임신의 어려움을 내가 과연 이겨낼 수는 있을까, 등등의 여러 가지가 있을 수 있는데 그중에서 제일 큰 비중을 차지하는 것은 역시 아기의 운명에 관한 염려가 아닐까 한다.

이 아이가 나와 은혜로운 인연일까 아니면 지난 세상에 지어둔 원수가 이 세상에서 다시 만나는 것은 아닐까, 하는 불안이 제일 큰 몫을 차지하는 것 같다.

그러나 임신을 한 현재의 상태를 현실로 받아들여야 한다.

대승불교 사상의 행동 요강은 인류에게 희망과 용기를 주고 동시에 행복을 안겨준다.

불자들이 평소에 기본으로 염송하는 염불 가운데 천수경이 있다. 그 중에서

하염없이 오래 쌓아온 죄업(百劫積集罪)이라도
한 생각에 다 버릴 수 있나니(一念頓蕩盡)
죄의 성품이란 없어 다만 마음 따라 일어나고(罪無自性
從心起)
마음 없어지면 죄 또한 없어진다(心若滅是罪亦忘)

라는 구절은 참으로 희망적이다. 아무리 오래된 죄업이라도 한 생각 깨끗이 함으로 인해 그 죄업을 소멸할 수 있다는 긍정을 안겨준다.

죄업은 죄업을 낳기 쉽고 악업은 악업을 낳기 쉽다. 그 연결고리를 벗어나게 할 수 있는 것은 바로 한 생각 돌려 생각을 바꾸는 일이라고 가르치고 있다.

대승불교의 이런 참회사상은 참다운 진리로서 중생들을 안온하게 한다.

이러한 참회정신은 태아에게 크게 작용한다.

과거 전생에 지은 어떠한 업보라도 그 업을 녹일 수 있

는 마지막 기회가 바로 어머니 태중 열 달 안에 있다는 것을 다시 한 번 강조한다. 또한 어머니의 마음과 행동이 태아에게 절대적인 영향을 끼친다는 사실은 너무도 명백하여 재론의 여지가 없다.

대승 불교의 육바라밀 사상은 태교의 실천 사항으로는 안성 맞춤이다. 일반 불자들도 평소에 수행, 실천하여야 할 부분이지만 임신부에게는 참으로 좋은 생활규범이 될 수 있다고 생각한다.

왜 하필이면 육바라밀 사상인가.

육바라밀이란 여섯 가지 지혜를 뜻한다. 그 여섯 가지를 몸소 실천, 수행하므로써 부처님께서 이룩하신 깨달음의 진리에 접근해 갈 수 있는 길이 되기 때문이다.

흔히 말하기를, 훌륭한 2세를 두기 위해서는 건강한 정신을 가진 남자의 정자와 건강한 육체를 가진 여자의 난자가 서로 만나야 된다고 한다.

그러나 무엇보다 중요한 것은 사랑의 힘으로 한 생명을 기다리는 마음이라야지 성욕의 끝에 우연히 생긴 생명이어서는 안될 것이다. 그렇지만 그러한 준비를 미리 하지 않았다 하더라도 현재 임신한 상태라면 할 수 있는데 까지 최선의 노력을 해야만 한다.

아버지 어머니가 되기는 쉬워도 아버지 어머니의 구실을

제대로 다하기는 어렵다. 무엇보다 자연스럽고 편안한 마음
으로 태어날 아기를 원하는 마음이라야 한다. 자식에 대한
사랑이 유다른 것이 우리나라 부모들이므로 웬만한 어려움
은 오히려 즐거움으로 받아들일 수 있을 것이다.

다 같은 일이라도 스스로 자청하여 하는 일은 즐겁고 능
률도 오르지만 마음에 없이 하는 일은 힘겨워하고 고통스
럽기 마련이다.

그러면 육바라밀에 대해서 알아보자.

육바라밀의 첫번째는 보시 바라밀이다.

이는 태어날 태아의 앞날을 위해 복덕을 심고 가꾸어 큰
공덕을 지으라는 대목이다. 이 세상의 힘 가운데 제일 큰
힘이 바로 복의 힘이다. 흔히 불교를 '공수래 공수거'라고
하는 잘못 인식으로 무조건 '공(空)'의 사상으로만 보려는
경향이 있다.

우리가 이 세상에 태어날 때 비록 빈 손으로 왔지만 불
교적 입장에서 보면 태산 보다 더 크고 수미산 보다 더 큰
업보(業報)를 짊어지고 이 세상에 왔다. 또한 이 세상을
떠날 때도 일가친척, 아내, 자식, 재산, 명예, 그 모두를 다
두고 떠나지만 이승에서 지어둔 업만은 짊어지고 그 업의
길을 따라 가는 것이다.

그러므로 새로 오는 생명도 전생에 어떠한 복을 얼마만큼 짓고 이 세상에 오는지는 아무도 알 수 없다. 그래서 최후의 단계로써 새 생명을 위하여 어머니가 복덕을 심으라는 것이다.

불교를 잘못 알고 있는 일부에서는 불교를 기복 종교라고 핍박하는 경우가 있다. 부처님이 말씀하신 팔만장경 어느 구절에도 복을 빌라는 구절은 단 한 군데도 없음을 밝힌다. 다만 복을 지으라고 권할 뿐이다. 복을 짓는 일에도 여러 가지가 있다.

복이란 사랑과 지혜와 자비의 결정이다.

복이란 우리네 중생들의 마음속에 깊숙히 숨어 있는 탐욕심을 버리는 일에서부터 시작되어야 한다.

마음에 빛이 있으면 탐욕심은 사라지게 되어 있다.

빛에서 지혜가 나오고 자비가 샘 솟게 되는 것이다.

빛과 어둠은 공존할 수 없다. 그러므로 빛이 없으면 어둠만 남게 되고 어두움이 있는 곳에는 탐진치 삼독이 있게 마련이다. 마음에 빛이 쌓이도록 노력하는 일이야말로 지혜롭고 슬기롭게 사는 사람이 되는 길이다.

『우바새경』에 이런 구절이 있다.

지혜로운 사람의 보시는 연민 때문이며
남을 편안하게 하기 위함이며
남도 보시하는 마음을 내게 하기 위함이며
모든 성인의 도를 실천하기 위함이며
온갖 번뇌를 깨기 위함이며
진리를 얻기 위함이다.

나의 생존이 귀하면 타인의 생존 역시 귀한 것이다.
더불어 살아야 하는 것이 이 세상의 이치이며 혼자서는
살아갈 수가 없는 법이다. 함께 살면서 더불어 이웃을 생각
하는 마음이라면 그 자체가 축복 받을 만한 일이다.
고통은 나누어 가지면 작아지고 기쁨은 나누어 가지면
배가 된다는 이치는 누구나 알고 있다. 그렇듯이 베풀어 본
사람만이 알 수 있는 기쁨, 이것을 보시의 기쁨이라 하는
것이다.
보시에도 두 가지가 있다.
하나는 재(財)보시이고 또 다른 하나는 법(法)보시이다.
재보시란 돈이나 재물로써 남을 도와 주는 것을 말하고,
법보시란 진리로써 남을 도와 주는 것을 말한다.
재보시에는 위로는 부처님이나 보살에게 올리는 공양도
포함된다. 공양이란 마음속 믿음과 정성을 물질에 담아 부

처님께 올리는 것 뿐만 아니라 출가 수행자에게 하는 것
역시 공양이라고 하는 것이다.

공양의 종류에는 차, 꽃, 물, 과일, 떡, 밥, 옷, 약, 필수
품 등등 여러 가지가 있다. 무엇보다 보시를 할 때에는 깨
끗한 마음으로 해야 한다.

만약 보시를 하는 마음에 어떤 이익이나 명예, 다른 음흉
한 계산의 곡절이 숨어 있다면 그것은 차라리 보시를 하지
않은 것만 못하다.

보시하는 마음이 깨끗해야 하는 만큼 보시하는 물건도
깨끗해야 한다. 그 말은 스스로 땀 흘려 노력한 댓가로 마
련한 물건이어야 한다는 것이다. 훔친 것이거나 빌려온 것
은 안된다는 것이다.

보시를 받는 사람 역시 청정하여야 한다. 도둑이나 게으
름뱅이나 사기꾼에게 베풀면 그들의 박복을 오히려 도와주
는 것이 된다.

경전에 이런 구절이 있다.

불꽃이 타 오르는 집으로부터
살림을 끌어내어
그 집에서 타지 않게 하는 것이 좋다.

이와 같이 이 세상은
늙음과 죽음의 불에 타 오르나니
보시로써 끌어내라
보시는 그들을 끌어내는 기구(器具)이다.

보시는 좋은 열매를 맺나니
보시를 않으면 좋은 열매가 없나니라

도둑이나 왕자에게 빼앗기고
불에 타서 없어지는 재산과 함께
이 몸도 죽을 때는 버리고 마는구나

현명한 이여, 이것을 알아
재물을 수용하고 베풀지어다
힘 따라 수용하고 베풀면
비난없이 천계(天界)에 가게 되나니

먹을 것을 주면 힘을 얻을 것이요
입을 것을 주면 고운 얼굴 받는다
탈 것을 주면 안락을 받고
등불을 주면 맑은 눈을 받는다

임신을 하고 난 후

있을 곳을 주는 사람은 모든 것을 주는 것이요
법을 가르치는 사람은 영원한 삶을 주는 것이다.

믿음과 청정한 마음으로
먹을 것을 보시하는 사람은
이 세상에서나 저 세상에서나
어디서나 먹을 것을 풍족히 얻을 것이다

그러므로 간탐을 조복 받아
번뇌를 이기고 보시를 하면
그 공덕은 모든 사람의
뒷 세상을 건너는 나루터가 되리라

깨끗한 믿음으로 보시를 하면
이 세상에서나 저 세상에서나
그가 이르는 곳마다
복의 과보는 그림자 같이 따르리

그러므로 간탐을 버리고
깨끗한 보시를 실행하라
보시하면 기쁨이 넘쳐나고

이 생에서나 저 생에서나 복을 받으리.

이렇게 경전에서는 부처님께서 박복한 사람들에게 복을 지어 잘 살도록 고구정녕 말씀하셨다.

『월등삼매경』에 보시를 하면 열 가지 인과가 있음을 명시하였다.

첫째, 인색하고 탐욕스런 번뇌를 항복 받는다.
둘째, 버리는 마음(捨心)을 익혀서 이어간다.
셋째, 모든 중생과 그 재산을 다같이 구하여 견고히 함이다.
넷째, 부잣집에 태어난다.
다섯째, 보시하려는 마음이 생긴다.
여섯째, 수행자들에게 애호를 받는다.
일곱째, 어디를 가나 두려움이 없다.
여덟째, 훌륭한 이름이 곳곳에 퍼진다.
아홉째, 손발이 부드럽고 편안하다.
열번째, 언제나 선지식과 떨어지지 않아 부처님의 제자가 된다.

다음으로 법시(法施)를 생각하여야 한다.

법시란 진리를 남에게 베풀어 준다는 뜻이다.

혹자는 나 자신도 진리를 모르는데 어떻게 남에게 베풀 수 있을까 하고 마음이 움츠려 들 수도 있다.

법시란, 부처님의 말씀을 스스로 체득한 바 대로 말하는 것이다. 스스로 체득함이 있다면 더할 나위 없이 좋지만, 그렇지 못하다면 부처님의 말씀 가운데서 마음에 드는 단 한 구절 만이라도 인연이 있는 소중한 이에게 전해주고 싶은 그러한 것이다.

만약 부처님의 말씀을 전해주고 싶으나 그것이 여의치 않을 때는 마음으로라도 부처님이나 보살의 이름을 불러주는 것을 법시라 한다.

법시란 참된 진리를 나 혼자 가질 게 아니라 함께 더불어 사는 인연있는 소중한 이와 함께 나누자는데 큰 뜻이 있다.

진리를 모르는 삶은 삶이 아니다.

작은 양초를 밝혀라
천 마디 공허한 말보다
평화를 주는 한 마디 말이 더 소중하다

공허한 천 편의 시 보다
평화를 주는 한 편의 시가 낫다
백 개의 공허한 문구 보다
평화를 주는 하나의 법문이 더 낫다

전쟁에서 천 번 이기는 것 보다
그대 자신을 정복하는 것이 더 귀하다
그럴 때 승리는 그대의 것이다

천사도 악마도
천국도 지옥도
그대의 승리를 빼앗아가지 못한다

백 년 동안 숭배하기 보다
상을 받기 위해 천 개 세속의 길을 버리기 보다
백 년 동안 숲 속의 신성한 불꽃을 돌보기 보다
자신을 정복한 사람에게 바치는
한 순간의 존경이 훨씬 낫다

덕과 성스러움을 오래 쌓은 이
그런 이를 존경하는 것은

임신을 하고 난 후

삶 자체를 이기는 것

아름다움, 강함, 행복을 얻는 것

가난한 여인의 등불

우리는 한 세상을 살아가면서 갖가지 형태로 스스로의
삶을 가꾸어 갈 것이다. 평소의 지식과 체험을 바탕으로 인
격을 형성하고 나름대로의 인생관을 가지고 삶의 의미를
부여하면서 살아간다.

대다수의 많은 사람들은 성실하고 진실하게 살아왔다. 그
러나 혹자들은 진실하고 성실히 살아가는 사람들을 보고
바보같은 삶이라고 비난하기도 하여 그들의 진실된 삶에
어두운 그림자를 드리울 때도 있었다. 그것은 분명 일부 몰
지각한 이들의 비뚤어진 시선이다. 그 비뚤어진 삶을 참된
삶의 표본이라고 말할 수는 없다.

참된 삶이란 성실히 일하고 진실하게 살아가는 것을 말
한다. 그곳에는 진실로 참된 행복이 보장된다.

경전 한 구절을 살펴 보자.

어느 때에 아사세 왕은 부처님을 청하여 공양을 올렸다.

부처님께서 기원정사로 돌아가신 뒤에 왕은 기바(耆婆)와 의논했다. "오늘은 부처님을 청하여 공양을 마쳤지만 다음에는 또 무엇을 하는 것이 좋을까?"

"오직, 등불을 켜 올리는 것이 좋겠습니다."

이에 왕은 칙명을 내려 백곡(百斛)의 참기름을 준비하여 궁중에서 기원정사에 이르기까지 불을 켜게 하였다.

그 때에 빈궁한 한 노파가 있었는데 항상 진심으로 부처님을 공양하고자 하였으나 재물이 없었다. 그러다가 왕의 공덕 짓는 것을 보고 더욱 감격하여 걸행(乞行)을 시작하여 약간의 돈을 얻었다. 이것으로 기름을 사려 하니 기름 장수가 말하기를

"당신은 매우 빈궁한 처지에 있으면서 어째서 빌어 얻은 약간의 금전으로 먹을 것을 사지 않고 기름을 사는가?"

"내 듣건대 부처님의 출세를 만나기 어렵기는 백 겁에 한 번이라 하는데 나는 다행하게도 부처님의 세상을 만났으나 공양을 올린 일이 없노라. 오늘 왕의 큰 공덕 짓는 것을 보고 내 마음은 더욱 격동했노라. 아무리 빈궁하다 할지라도 등불 하나만이라도 켜서 후세의 큰 복이 되게 하고자 하노라."

이에 기름 장수는 그의 지극한 뜻을 알고 2홉 값에 3홉을 보태서 5홉을 주었다.

51

임신을 하고 난 후

노파는 곧 불전에 가서 불을 켰다. 마음 속으로 이 기름은 밤중까지도 부족하리라 생각하고 스스로 서원하되 '만일 내가 후세에 부처님과 같이 도를 얻게 되겠거든 이 기름으로 밤새도록 광명이 사라지지 않게 하소서' 하고 예하고 물러갔다.

왕이 켜 놓은 등불은 혹 꺼지기도 하고 혹은 다 타서 사람이 항상 돌보는 것도 계속하지 못했으나 노파가 켠 등불은 광명이 더욱 밝아서 밤을 맞도록 기름이 마르지 않았다. 부처님께서는 목련에게 말씀하셨다.

"하늘이 이미 밝아오니 모든 등불을 끄라."

목련은 차례 차례로 모든 등불을 꺼 나갔다. 다른 등불은 다 꺼지나 오직 이 노파의 등불만은 세 번이나 끄려고 했으나 꺼지지 않았다. 가사 자락으로 부쳐서 끄려고 하였으나 등불은 더욱 빛났다. 부처님께서 목련에게 말씀하셨다.

"그만 두라. 그것은 당래불(當來佛)의 광명의 공덕이라 너의 위력으로서는 끄지 못하리라."

왕은 이 소식을 듣고 기바에게 물었다.

"내가 지은 공덕은 그렇게 위대한데 부처님께서는 어째 내게는 수기(授記)를 주시지 않고 그 노파가 켠 등불의 공덕에만 수기를 주시는가?"

"왕의 하신 바가 비록 크기는 하지마는 마음이 하나 되지 못했고 그 노파는 한 마음으로 부처님께 쏟았기 때문입니다."

위의 일화와 같이 참되고 진실한 마음으로 베풀은 공덕은 바로 자기에게 돌아오게 되어 있다.

육바라밀에 있어서 두번째가 지계(持戒) 바라밀이다.
쉽게 이야기하면 계율을 가지는 것을 말한다.
이 세상은 아주 작은 것 하나에도 천지의 기운이 서려 있다.
한 마리 소쩍새 울음소리에 전 우주의 과거 현재 미래의 기운이 다 들어 있다고 한다면 무슨 과대망상인가 하고 웃을지도 모른다. 만약 조금이라도 지혜의 눈을 가진 이라면 이 말에 아낌없는 동의를 할 것이다.
우주질서는 한 치의 오차가 있을 수 없다. 참으로 정미롭고 또 은밀하다. 다만 그것을 모르는 것은 인간일 뿐이다.
임신부로서, 한 생명을 잉태한 여인으로 스스로의 행복과 태어날 아기의 앞날을 위해서는 자신과 동시에 태아를 염려하지 않을 수 없을 것이다.
이 세상에서 제일 빠른 것이 있다면 그것은 빛(光)이다.
그러나 빛 보다 더 빠른 것이 있다면 마음이다.

마음은 빛 보다 더 빠르게 움직이고 효과 역시 더 크다.

이러한 염력(念力)의 힘이란 경험해 보지 않은 이는 모른다. 그러므로 임신부로서 가져야 할 마음가짐은 허욕을 부리지 않는 것이다.

허욕이란 자기 분수를 잊었을 때 시작된다. 사람의 허욕이란 황금이 소나기처럼 하늘에서 내린다 해도 만족하지 못할 것이다. 그러므로 자기의 분수를 아는 것이 제일 큰 부자가 되는 것이다.

사람이 아무리 허욕을 부린다 해도 뜻대로 되지 않을 뿐만 아니라 오히려 마음만 상하게 된다. 설령 허욕을 부린대로 다 된다 해도 문제지만 세상은 그렇지 않기 때문에 더욱 더 문제이다.

임신부가 헛된 욕심을 많이 가지면 장차 태어날 아이는 욕심스런 행동을 많이 하게 된다. 태아는 마음의 눈으로 어머니의 마음과 행동을 읽고 있다. 이것은 엄연한 사실이다.

임신부가 가져야 할 마음가짐에는 다음의 몇가지가 있다.

· 마음을 함부로 쓰지 말아야 한다

하나의 생명의 시작은 흰 종이 위에 연필로 찍은 점 하나 보다 작다. 그러나 그 작은 세포 하나가 분열하여 자그 마치 60조의 세포로 형성되어 하나의 생명체를 이루는 것 이다. 참으로 놀라운 성장이다. 또한 일생을 좌우하는 뇌의 성장 역시 20%는 태내에서 이루어지고 있다.

세포의 분열이 시작되어 뇌가 이루어지고 사람으로 형성 되는 과정에서 특히 산모의 마음가짐이 태아에 미치는 영 향은 과히 절대적이다.

이러한 예가 있다.

어떤 임신부가 있었다. 평소 존경하는 친정아버지의 갑작 스런 변고로 심한 충격을 받았다. 흔히 있을 수 있는 일이 다. 그런데도 그 임신부는 그 자리에서 쓰러져 다음날 예상 치 못했던 유산이라는 불행까지 겪게 되었다.

마음을 써야 하는 일 가운데에는 여러 가지가 있겠지만 될 수 있는 한 부질없는 공상이나 번뇌는 하지 말아야 한 다. 항상 아기 가진 것을 기뻐하고 즐거워 하고 행복해 해 야 한다. 여인으로 새로운 생명을 잉태했다는 사실은 축복 이요 행복이다. 얼마나 많은 여성들이 불임으로 고통을 겪 고 있는가.

• 거짓말을 하지 말아야 한다

임신부의 마음까지도 태아는 알고 있으므로 거짓말은 용
납될 수 없다. 영혼이 깨끗한 사람이라면 자신이 내쉬고 있
는 숨결 속에도 얼마나 많은 세포들이 살아 움직이고 있는
가를 알 수 있을 것이다.

임신부가 거짓말을 하게 되면 태어난 아이는 결국 어머
니를 속이게 된다. 인과란 무서운 현실이다.

흔히 인과 이야기를 하면 그것은 옛날 이야기, 아니면 경
전 속 이야기, 아니면 불교도들의 상투적인 언어쯤으로 여
기기가 쉽다. 그러나 천만의 말씀이다. 그것은 명확한 현실
이다.

• 험한 악구 (惡口) 를 하지 말아야 한다

악구란 악담, 험담 또는 입에 담지 못할 상스런 소리를
뜻한다. 살다보면 짜증나고 신경질 나고 화도 날 때가 있
다. 그러다 보면 감정의 순화없이 절제되지 않은 이야기가
나도 모르게 쏟아져 나오는 수가 있다.

그럴 때는 가슴 밑에서 복바쳐 오르는 분노를 잘 다스려
되도록이면 험한 이야기, 악담은 하지 말아야 한다. 그 험

한 이야기, 악한 이야기, 상스런 이야기는 허공 중에 있다
가 결국에는 나에게 화살이 되어 되돌아 온다. 그래서 나와
나의 태아에게 크게 영향을 끼친다.

· 교만을 피우지 말라

교만이란 잘난 척 하는 것이다.

요즘말로 공주병을 두고 하는 말이다. 나만 잘나고 다른
이들은 나보다 못났다는 착각이다. 심하면 정신과 치료를
받아야 한다. 그것은 인격 결함에서 빚어진다.

요즘 지식인 사회에서 흔히 있을 수 있는 이 교만심은
어눌한 표현을 빌리자면 자신의 모자람을 감싸기 위한 변
질적 표현이라 할 수 있다. 잘난 척 하고 교만한 마음을 예
쁘게 받아줄 사람은 아무도 없다.

제대로 된 사람이라면 겸손의 미덕을 익혀야 한다.

겸손은 인간 됨됨이의 나타남이다.

교만심은 마음에 때(垢)가 많아 나타나는 현상이다.

마음의 때를 씻는 일은 슬기로운 이의 몫이다.

· 사치하지 말라

젊었을 때는 누구나 아름답기를 원하고 잘 보이고 싶어
한다.

아름다움이란 진실이 밑바탕이 되어야 참된 아름다움이
라 할 수 있다. 오늘날 많은 사람들이 예쁘게 보이려고 머
리에 색색의 물을 들이고 옷을 찢어 입기도 하고 모자를
거꾸로 뒤집어 쓰고 다니기도 한다. 그런 모습은 궁극적으
로 자기 마음에 큰 구멍이 뚫려 있다는 것을 반증하는 것
이다.

참으로 아름답다고 자신한다면 그렇게 눈에 띄는 과잉
포장은 하지 않아도 된다. 비뚤어진 심성을 가졌기 때문에
그런 옷차림을 하는 것이다. 사치란 결국 자기 심성을 드러
내는 일이다.

심성이 깨끗하지 못하고, 단정치 못하며, 더럽혀진 상태
에서 새로운 영혼을 맞이한다는 것은 집안을 치우지 않고
손님을 맞이하는 격이다.

· 술을 지나치게 마시지 말라

이 세상에 좋은 음식 가운데 하나가 술이다. 그러나 그것

은 적당히 자기 체질에 맞추었을 경우에 해당되는 일이다.

술의 속성은 처음에는 사람이 술을 먹다가 나중에는 술이 술을 먹게 된다. 결국에는 술이 사람을 먹는다.

술은 잘 먹으면 약이지만 잘못 먹으면 독이 된다.

임신부는 술을 입에 대지 않는 게 좋다.

임신부가 술을 먹었을 때는 2분 이내에 태아에게 전달된다.

술은 임신부에게 있어서는 마치 독약과도 같다.

술은 인간의 이성을 마비시키고 또한 감정까지 흥분시켜 자제 능력을 상실케 한다. 어떤 일을 저지르게 될지 모르는 예측 불허의 상태를 낳게 한다.

젊은 여성들이 술을 좋아하는 풍조는 결코 아름다운 미덕이 될 수 없다. 자신의 정신적 건강은 물론 육체적 건강까지 잃기 쉽다. 임신부로서 태아에게도 절대적 영향을 미치게 되므로 술은 되도록 멀리 하는 게 좋다. 평소 술 마시는 버릇이 있다 하더라도 임신 중에는 삼가하는 게 좋다.

· 담배를 피우지 말라

요즘의 세태는 초등학교 저학년생까지 담배를 피운다 하니 참으로 놀랍기 그지 없다.

미국의 대통령은 담배를 마약이라고 선언하기까지에 이

르렀다. 그만큼 담배는 인체에 나쁜 영향을 미친다. 그런데 우리나라 여고생들의 흡연율이 최근 6년 동안 3배 이상 증가하였다고 한다. 어느 교수의 여중·고생 흡연 실태조사에서 나타난 수치이다.

여고생의 흡연 이유는 호기심에서, 그리고 친구와 어울리기 위해서이고, 다음이 스트레스를 해소하기 위해서라고 보고되고 있다. 임신 기간 동안 뿐만 아니라 임신 전의 흡연도 태아에게 영향을 줄 수 있다는 연구 결과도 있다.

캐나다 몬트리올주 토론토 대학의 젠제스 박사 연구팀은 불임학회지 최근호에서 임신 전의 여성이 흡연을 할 경우 니코틴 대사물질인 니코틴, 벤조피렌 등이 생식세포에 축적되어 임신 능력을 저하시키고 유산의 위험성을 높이며 기형아 출산의 원인이 될 수 있다는 연구 결과를 발표하였다.

젠제스 박사팀은 이 연구 논문에서 흡연 여성들의 난포액을 채취하여 분석한 결과 난자를 둘러싸고 있는 난세포에 니코틴 대사물질이 축적되었다고 밝혔다. 담배를 많이 피울수록 대사물질의 난세포 내의 농도가 짙으며 지속적인 흡연은 니코틴 대사물질 축적의 원인이 된다고 주장하였다.

난세포는 난자가 성장하는데 영양을 공급하는 역할을 하고 있는데 여기에 축적된 니코틴 대사물질은 유전자 이상 등 태아에게 직접적인 영향을 줄 수 있다.

젠제스 박사팀은 여성이 직접 흡연하는 그룹, 자신은 흡연하지 않으나 흡연하는 남편과 결혼생활을 하는 그룹, 자신도 남편도 담배를 피우지 않는 그룹을 비교한 결과를 발표한 적이 있다.

그 결과 남편을 통해 간접 흡연을 하는 여성의 생식세포에서도 직접 담배를 피우는 여성 보다 농도는 낮으나 유의해야 할 만한 양의 니코틴 대사이상 물질이 발견되었다고 밝혔다. 평소에는 담배를 피우다가 임신하였을 때만 피우지 않으면 태아에게 나쁜 영향을 끼치지 않는다는 상식은 이제 용납되지 않는다.

· 마약을 하지 말라

평소 지병이 있어 복용하던 약이라도 임신을 하면 전문의의 도움을 받아야 한다. 약물 복용은 자신의 건강 뿐 아니라 태아의 생명과도 직결되는 문제이므로 신중해야 한다.

어느 신문 기사 한 토막을 인용한다.

'임신중 약물복용, 태아의 뇌·청신경에 치명적.

임신중 약물을 복용했을 때 태아는 뇌와 청신경 등에 손실을 입기 쉬워 선청성 지체아로 태어날 수 있다. 특히 설파제(빈혈), 알코올(기형아), 클로다인(안구 이상), 카페인(조산아), 갑상선약(비대아), 마이신(청각장애) 등은 태아에 치명적인 영향을 주므로 주의해야 한다.

임신중 첫 몇달 동안 임신인 줄 모르고 피임약을 먹었던 산모가 순환기나 골격에 이상이 있는 태아를 출산한 사례가 있다. 그리고 임신 말기의 아스피린 복용은 저체중아, 과량의 비타민제는 순환기 및 신경계의 기형, 호르몬제는 정신박약 내지 남아의 여성화 또는 여아의 남성화, 일부 항생제는 청각 및 신경장애 등을 유발하는 것으로 알려지고 있다. 또 임신인 줄 모르고 임신 초기에 위장약을 먹는 경우도 빈번하나, 이 또한 위험하다.'

약 역시 잘 먹으면 약이 되지만 잘못 먹으면 독이 되어 오히려 생명을 위협하는 경우도 있다는 것을 명심하여야 한다.

· 도박을 하지 말라

좋지 않은 습관 가운데 하나가 도박이다. 처음에는 심심풀이로 도박에 손을 대지만 심도가 깊어지면 도박은 마약과 같은 속성을 지니고 있다. 한 번 손 댄 사람들이 빠져 나오기 힘든 것은 무슨 연유일까.

도박의 심리는 한 마디로 도둑의 마음이다.

허욕이 많은 사람들이 힘들이지 않고 손쉽게 남의 돈을 빼앗으려는 방법 가운데 하나가 도박이다. 도박의 부도덕성은 아무리 강조해도 모자랄 것이다.

· 난잡스런 책을 읽지 말라

사람들은 책에서 삶의 지혜를 터득하고 삶의 활로를 찾기 마련이다.

세상에는 양서만 있는 게 아니고 나쁜 책들도 많다. 어느 시기 보다도 심리적 안정이 필요할 시기에는 마음을 흔들어 놓는 책은 읽지 않는 게 좋다. 책 뿐만이 아니라 난잡스런 춤 역시 그렇다.

요즘 청소년들이 즐기는 춤을 보면 춤이라는 이름 뿐, 문자 그대로 발광이다. 젊은 에너지를 그렇게 발산하는 것을 보면 그 광기 뒤의 허무를 어떻게 처리할까 하는 생각에 안타까울 뿐이다.

춤이란 기쁜 마음의 육체언어이다. 마음이 기쁘고 즐겁고 환희로울 때 자연스럽게 손이나 얼굴, 몸, 발 등으로 표현되는 세련되고 우아한 동작이다. 이로 인하여 스스로와 동

시에 타인에게 이질감을 주지 않는 공감대가 형성되어야
그것이 좋은 춤이다. 그러나 마음을 제대로 다스리지 못한
상태에서는 광란의 춤을 좋아하게 된다. 그런 상태에서는
좋은 영혼을 맞이할 수 없는 것이다.

· 좋은 음악을 들어라

태교라고 하면 맨처음으로 음악을 연상하기 쉽다. 음악은
인간 감성의 표현이다. 음악도 음악 나름이므로 좋은 음악,
나쁜 음악으로 나눌 수 있다.
좋은 음악은 우리네 영혼을 맑게 하는 좋은 도구이다.
근자에 소개되고 있는 태교음악 중에서 거의 외국의 것
이 대부분인데 대하여 깊은 우려를 가지고 있다. 이렇게 말
하면 너무 지나친 편견이 아닐까 하고 거부감을 가질지 모
르지만 태교음악이라는 특수성을 감안한다면 외국의 것은
생각해 볼 여지가 많다고 느낀다.
한 마디로 사람은 한국사람인데 감성은 외국인의 것으로
해야 할 이유가 어디 있을까. 이 문제에 대해서는 태교의
본질을 잘 아는 이들이 이구동성으로 하는 말이다.
절대로 국수적인 발상에서 빚어진 것이 아니라는 것을
밝힌다.

세번째로 인욕 바라밀을 살펴 보자.

임신을 했다는 사실은 인생 최대의 행복을 체감하는 일이다. 사람으로서 자식을 둔다는 것은 참으로 신비롭고 축복받을 일이다.

임신을 했다는 사실은 하나의 생명에서 또 다른 생명을 연장시킨다는 대자연의 섭리에 순응하는 일이며 참으로 기뻐해야 할 일이다. 그런 행복스럽고 기쁜 일에 더러는 괜히 불안해 하고 슬퍼하고 조바심을 가지는 경우가 있는 것 같다.

그러다 보면 평소 생활보다 신경이 더 예민해지고 작은 일에도 큰 반응을 보이기도 하고 마음을 쓰지 않아도 될 일에 공연히 마음을 쓰기도 한다. 물론 사람마다 다르겠지만 임신 자체를 몹시 싫어하는 경우도 있다.

ㅊ씨 부인은 임신한 사실을 알고는 남편에게 낙태하려는 뜻을 전하였다. 그 남편은 낙태는 죄악이므로 어떠한 일이 있어도 있을 수 없는 일이라고 하였다. 만약 낙태를 하면 이혼하겠다고 부인에게 으름장까지 놓았다. ㅊ씨로서는 참으로 못마땅한 임신이었지만 남편의 황소같은 고집에는 어쩔 수가 없었다.

그 후 출산을 하였다. 그러나 갓 태어난 아기는 어머니 젖을 먹으려 하지 않았다. 젖꼭지를 입에 갖다 대면 고개를 외면하는 이상한 일이 발생하였다. 어머니가 낙태하려 한 마음이 그대로 태아에게 전달된 현상이 무섭게도 그대로 현실로 나타난 것이다. 이처럼 마음은 마음으로 읽을 수 있는 것이다.

ㄷ씨 부인은 아기를 가졌을 무렵 집안 경제사정이 극도로 좋지 않았다. 설상가상으로 남편마저 외박이 잦고 어쩌다 남편이 집에 들어오는 날이면 부부싸움을 하기도 했다. 낙태를 생각했지만 마음이 모질고 독하지를 못하여 눈물로 세월을 보내다시피 하는 불행한 임신기간을 보냈다.

그후 아이가 태어났는데 아이는 자라면서 성격이 밝지 못하고 우울하며 항상 얼굴은 그늘진 표정이었다. 필자가 그 아이를 처음 보았을 때는 고등학생이었는데 밝고 명랑한 기운은 도무지 찾아보기 힘들었다.

임신 기간 동안 어머니의 마음 씀씀이가 태아에게 끼치는 영향이 참으로 지대하다는 사실을 확인할 수 있었다.

평소 생활도 물론 그렇지만 더욱이 임신을 했을 때 마음을 편안하게 가지는 일은 참으로 중요하다. 마음이란 모양도 형체도 색깔도 없다. 그러나 상황이나 경계에 따라 수시로 변하는 게 인간의 마음이다.

인간의 마음은 사백억 년이라는 유구한 시간을 거쳐 오면서 갖가지 생의 삶을 누려 왔다. 그 삶의 찌꺼기는 다시 마음을 구성하는 작은 인자(因子)가 되는 것이다. 그래서 때로는 기뻐하고 즐거워 하다가도 슬퍼하고 우울해 하는 것이다. 자기 마음을 다스릴 수 있는 사람은 인생의 참된 행복을 만나게 된다.

임신을 했을 때는 평소보다 육체적으로나 정신적으로 어려움이 많을 것이다. 그렇지만 지혜롭게 현실을 잘 이겨내는 일은 자기와 동시에 태아에게도 좋은 영향을 미친다는 사실을 잘 기억하기 바란다. 임신의 열 달이라는 기간이 날마다 소중한 날이요, 때마다 좋은 때가 되도록 해야 할 것이다.

되도록이면 마음을 편안하게 갖고 기쁘고 즐거운 일을 찾아서 하는 슬기로움은 어머니가 될 소양을 기르는 일이라고 하겠다.

네번째로 선정 바라밀을 살펴 보자.

선정이란 나를 조용히 생각하는 일이다. 불교의 가르침 가운데 아주 중요시 여기는 대목이 있다면 그것은 바로 현재 지금이다. 지금 이 순간은 영겁과 맞닿아 있다는 사실을 무척 소중하게 생각해야 한다.

현재 나의 생각은 엄청난 과거를 가지고 있지만 그 과거가 지금 현재의 나를 존재시키고 또 미래까지 가늠하게 만든다. 그러므로 지나간 과거는 어쩔 수 없지만 현재 그 마음을 다스리지 않는다면 지난 과거에 지어둔 수레바퀴에 실려 가게 마련이다. 그러므로 현재의 마음을 잘 다스리는 일이야말로 지엄한 지상과제이다.

흔히 불교를 내세(來世)의 종교 또는 미래의 종교라고 외치면서 핍박하는 이들이 있는 모양인데 이는 불교를 모르고 하는 말이다. 불교는 어디까지나 현재의 종교요, 현실의 종교다. 그 현실 가운데에서도 지금 현재를 중요시 여긴다.

현재의 마음을 잘 다스린다는 것은 자신과 더불어 태아에게도 엄청난 영향을 끼칠 수 있다. 마음을 다스리는 방법에도 여러 가지가 있지만 그 가운데에서도 참선이 있다. 선(禪)은 생활 속에서도 할 수 있는 일일 뿐더러 종교라는 범주를 떠나 누구나 할 수 있는 일이다.

선이 서방세계에 알려지기 시작한 것은 일본의 선학자 鈴木大拙이 선을 젠(zen)으로 표기하여 소개하므로써 비롯되었다. 그 영향을 받아 프로이드가 심리학이라는 것을 집대성 하였고 에리히 프롬(Erich Fromm)이 선에 관한 이야기를 하므로써 많은 지식인들이 선에 관심을 가지기 시작하였다.

근자에는 미 프로야구 아메리칸 리그의 스티브 가베이 선수가 참선을 한 덕분으로 타격왕이 되었다는 것이 메스

컴으로 공개되었다. 선이 스포츠에까지 응용되고 있다는 사실을 알 수 있다.

또 뉴욕타임즈 誌의 칼럼니스트 제임스 레스턴의 선에 관한 칼럼이 많은 이들에게 큰 영향을 주었다.

서방에서는 선을 서방의 여명이라고까지 말하는 철학자들이 있을 정도이다. 혹자는 21세기를 지배할 수 있는 사상이 선이라고 이야기하는 이들도 있다. 선이란 어두운 마음에서 밝은 마음으로 가기 위한 하나의 방법이다.

중국의 대혜(大慧) 스님은 "일상생활이 모두 선이다. 선이란 어느 곳에 따로 있는 것이 아니라 생활 자체 속에서 이루어져야 한다. 선은 선대로 있고 생활은 생활대로 있다면 그것은 참다운 선이 아니다."라고 하였다. 그러므로 생활을 하면서도 누구나 하려는 마음만 있다면 할 수 있는 것이 선이다. 그러나 우리나라에서는 선을 너무 전문화하여 마치 출가인의 전유물인양 하는데 이것은 잘못된 풍토라고 할 수 있다.

선을 밝히는 글 가운데는 "이 자리가 영원의 자리요, 이 순간이 영원의 순간임을 자각하라."고 삶의 긴박성을 강조하기도 하였다.

선은 삶을 입체적으로 파악할 수 있는 도구이다.

선은 인간의 영원한 안식처인 영혼의 세계를 찾게 해 준다.

선은 앎이라는 지식으로 접근할 수 있는 것이 아니고 직접 실천, 수행하므로써 체득하는 체험의 세계이다. 그렇다고 하여 신비롭다거나 기특한 것도 아니다.

그러면 지금부터는 선을 하는 방법에 대해서 간략하게 소개하겠다.

앉은 자세나 호흡하는 법에 대해서는 이 책의 뒷부분 '명상하는 방법'을 참조하기 바란다. 그 다음으로 호흡을 제대로 하여 몸과 마음이 편안해지면 그때 '나 라는 것이 무엇인가?'라는 생각을 한다. 숨을 들이 쉬면서 '나 라는 것이' 까지 생각하고 숨을 내쉬면서 '무엇인가?' 하고 자연스런 호흡의 들숨과 날숨에 맞추어 '나 라는 것이 무엇인가?'를 계속 반복하여 생각한다. 그러나 거기에서 꼭 어떤 회답을 찾으려고 하면 안된다.

'나 라는 것이 무엇인가?' 하고 나면 바로 벽을 만나는 느낌이 들 것이다. 그래도 상관없이 오직 '나'라는 이것이 무엇인가를 되풀이 하여 생각한다. 그러한 방법으로 삼십 분이나 한 시간쯤 계속 하는 것이 좋다.

이것을 화두 드는 일, 또는 화두 짓는 일, 참선하는 것이라고 하는데, 나 라는 이것이 무엇인가? 하는 화두를 처음 하게 되면 잡념이 일어나기도 한다. 그러나 어떠한 잡념이 일어나더라도 잡념은 털어버리고 오직 한 마음으로 이것이 무엇인가 만을 추구해야 한다.

또 어떤 경우에는 나 라는 이것이 무엇인가를 계속 하다 보면 너무 단조롭고 단순하여 바로 졸음이 오기도 한다. 그러면 빨리 이 졸음에서 벗어나도록 해야 한다.

초보자들이 참선을 할 때 제일 힘든 것이 바로 잡념이요 또 졸음이다. 처음에는 잡념 속에서 화두를 하고 졸음결에도 화두를 하게 되지만 차츰 하다 보면 참선의 경지란 것을 스스로 체험하게 된다.

여기서 명심해야 할 것은 참선을 할 때는 꼭 참선을 많이 하신 스님이나 스승을 모시고 지도를 받는 것이 좋다.

참선은 번뇌를 녹이는 용광로이다.

'참선은 무량하게 지어둔 업보를 녹이는 최대의 열쇠다.' 라고 해도 지나친 표현이 아니다.

선을 하면 나의 번뇌가 소멸되고, 지어둔 업장이 녹여지고, 그리고 지혜의 밝은 빛이 스스로 일어나게 된다.

선은 인류의 행복을 위한 영원한 희망이다.

이 마음에 행복이 있고
이 마음에 불행이 있다
마음 열면 행복의 문 열리고
마음을 바꾸면 운명도 바뀐다.

다섯번째 정진 바라밀을 살펴 보자.

임신한 여인은 해야 할 일이 많다.

그 가운데서도 자신과 더불어 태어날 태아를 위하여 공덕짓는 일을 빼놓을 수가 없다. 흔히 빈 손으로 이 세상에 온다고 하나 말이 빈 손이지 참으로 크나큰, 운명이라는 업보를 가지고 이 세상에 태어나게 된다. 그러나 임신했을 때는 태어날 아이에게 복덕을 심어줄 수 있는 마지막의 기회가 될 수 있다.

이러한 복덕을 짓고 공덕을 쌓는 일 중에서 일상적으로 잘할 수 있는 게 염불이다. 흔히 염불이라고 하면 나이 많은 노인들이 할 일 없어서 하는 일 쯤으로 치부하는 수가 있는데 그것은 크게 잘못된 일이다.

염불이란 내 마음의 번뇌를 씻는 일이다. 염(念)자를 파자시켜 보면 사람 인(人) 밑에 이제 금(今)이고 그 밑에 마음(心)이다.

그 뜻은 '사람의 지금 마음'이다.

이러한 사람의 현재의 마음을 깨닫게 하는 것이 바로 염불이다. 더 자세히 말하자면 사람의 마음은 항상 번뇌로 덮혀 있어 어둡다.

그 번뇌로 인한 어두움은 탐욕을 낳고, 탐욕은 인간에게 행복 보다는 불행을, 기쁨 보다는 슬픔을 안겨 준다. 반대

로 밝은 마음은 지혜를 낳고, 그 지혜는 바로 진리 자체이
므로 행·불행을 떠난 참다운 행복을 가져다 준다. 이러한
우리네 인간의 마음을 어두운 마음에서 밝은 마음으로 바
꾸어 놓는 것이 바로 염불이다.

그러면 염불하는 방법을 잠깐 살펴 보자.

혹자는 관세음보살 염불은 자식을 위하고, 지장보살 염불
은 죽은 이를 위하고, 아미타불 염불은 극락을 가기 위한
것으로 알고 있지만 이것 역시 착각이다. 어떤 염불이든 상
관없이 하고 싶은 것을 하면 된다.

또 염불은 언제, 어디서나 할 수 있다. 앉아서 할 때는
편안히 앉아 자연스런 얼굴로 시선은 앞으로, 눈은 감아도
상관없다. 호흡을 깊이 몇차례 하고 천수경을 외워도 되고
그러지 않아도 무방하다.

만약 관세음보살 염불을 한다면 숨을 들이 쉴 때 "관세
음" 내쉴 때 "보살" 하면서 자연스럽게 자신의 호흡에 맞
추어 차근 차근 하면 된다.

역시 염불을 할 때도 잡념이 많이 생긴다. 처음에는 누구
할 것 없이 서툴고 어설프지만 조금씩 하다 보면 스스로
마음이 편안해지고 또 가벼워져 마음 깊은 곳에서 기쁨이
솟아 오르게 된다.

가끔씩 졸음이 올 때는 서서 하여도 좋고, 서서 하는데도

졸음이나 잡생각이 날 때는 천천히 걸어다니면서 해도 된다.

염불을 소리 내어 할 때는 내가 하는 관세음보살 소리를 내가 들어야 한다. 그리고 마음 속으로는 관세음보살의 모습을 그려야 한다.

염불을 한다는 일은 스스로 마음의 평온을 얻는 일이요, 태아의 전생 업보를 녹이는 일이다.

이러한 이유로 필자는 많은 임신부들에게 염불을 권하고 있다.

또 경전을 읽어도 좋다.

더러는 묘법연화경 가운데 보문품을 독송하기도 하고 금강경을 즐겨 읽는 이들도 있다. 경전을 읽는 일 역시 염불하는 것과 같다.

흔히 참선이 제일 좋고, 그 다음이 염불이고, 그 다음이 경전을 읽는 일이라고 생각하는 이들이 있는데 이것 역시 오해이다. 참선을 하건 염불을 하건 간경을 하건 어느 것이건 다 내 마음을 밝히는 일이다. 다만 그 사람의 근기와 취미에 따라 다르게 할 뿐이다.

강이 아무리 많다 해도 모두 바다와 연결되어 있는 것과 같다.

필자가 임신한 ㄱ씨 부인을 처음 보았을 때 저 분은 묘법연화경 가운데의 관세음보살 보문품을 읽었으면 좋겠다는 느낌으로 관세음보살 보문품을 읽게끔 권하였다; 평소 신심이 돈독하여 스님의 말을 잘 듣던 터라 그날부터 매일 시간이 되는 대로 부지런히 경전을 독송 하였다 한다.

그 후에 태어난 아기는 순둥이라 할 만큼 어질고 착했다. 오히려 그 어머니는 험한 세상을 저렇게 착하기만 해 어찌 살아갈까 걱정이라고 까지 하였다. (물론 그런 걱정은 쓸데없는 우환이지만……)

또 ㅇ씨 부인은 임신을 하고 나서 찾아왔을 때에 대승경전 가운데 하나인 금강경을 읽도록 권했다. ㅇ씨 부인은 자신을 위한 일 보다 자식을 위한다는 생각에 오히려 신명이 나서 기쁜 마음으로 부지런히 경전을 독송하였다. 그 후 태어난 아이는 유난히 머리가 명석하여 부모들이 매우 기뻐하는 것을 보았다.

위의 이야기는 물론 실제일 뿐더러 ㄱ씨 부인이나 ㅇ씨 부인에게 보문품이나 금강경을 읽히고자 고의적으로 그런 것은 절대 아니다.

결과가 이렇게 분명하므로 앞으로도 그 방면에는 계속 깊은 관심을 가지지 않을 수가 없다는 생각이다.

다음으로 사경을 권하고 싶다.

부처님 말씀(경전)은 문자사리(文字舍利)이다.

그 문자사리가 중생들의 마음에 와 닿으면 바로 중생들의 어두운 마음이 밝아진다. 한 생각 밝은 마음은 큰 깨달음을 얻을 수 있다. 그래서 부처님 말씀을 읽거나 외우거나 쓰면(사경) 공덕이 되는 것이다.

공덕이란 스스로 지어야 한다. 어떤 전지전능한 분이 있어 일방적으로 주는 게 아니다. 그 누구도 그런 위신력은 없다. 어디까지나 스스로 깨끗한 마음으로 부지런히 노력해야 한다.

복(福)은 빌어서 얻는 게 아니다. 어질고 착한 마음으로 지어야 한다. 그래서 부처님과 스님네가 복 지으라고 권하는 것이다.

부처님 말씀을 외우고 쓰는 것은 전생에 지어둔 나쁜 인연을 소멸하고 새로운 좋은 인연을 짓기 위한 방법이다. 좋은 사람 만나면 좋은 일이 있고 나쁜 사람 만나면 나쁜 일이 있다. 이 세상은 함께 더불어 사는 것이다. 나에게 주어진 인연을 보다 밝고 깨끗한 인연이 되도록 노력해야 한다. 그래서 사경을 권한다.

사경을 하면 마음의 안정을 얻을 수 있다. 마음의 안정을 얻으면 그 보다 더 큰 행복이 어디 있는가!

사경은 참회이다.

참회란 과거의 숙업과 현재의 업보를 녹이는 것을 뜻한다.

사경은 바로 기도다.

나 스스로를 위한 기도이다. 동시에 이웃에게도 그 기도의 힘이 전해진다.

사경은 큰 정진이다. 사경을 부지런히 함으로써 자기의 원력을 성취할 수 있다.

사경은 선(禪)이다. 사경을 성실하게 하면 나쁜 업장이 소멸되고 나쁜 업장이 소멸되면 바로 한 생각(一念)이 고스란히 갖추어진다. 그게 바로 선의 경지이다.

행복을 얻고 싶거나 덕을 쌓고 싶으면 사경을 하십시오.

지혜를 가지고 싶거나 큰 공덕을 짓고 싶으면 사경을 하십시오.

사경은 부처님 말씀을 실천하는 좋은 방법입니다.

밝은 마음으로, 기쁜 마음으로, 따뜻한 마음으로, 부처님 말씀을 사경하여 스스로 공덕을 지어 봅시다.

1. 사경은 언제 어디서 해도 좋다. 다만 마음을 조용히 하고 잠시 염불이라도 외우고 하면 좋다. 환경이 좋으면 더욱 좋다. 또 향 한 개피 사루고 하면 좋다. 그렇지 못하더라도 상관은 없다.

다만 깨끗한 마음으로 하면 된다.

2. 사경을 하고 난 뒤 사경 한 것을 모아 두어도 좋다. 그렇지 못하면 사경 한 것을 절에 가지고 가서 부처님 앞에 놓고 삼배를 올린 후 돌아와서 태워버리면 된다. 정성들여 사경 한 것을 친지들에게 선물로 주어도 좋다.

3. 사경하다가 의문나는 것이 있으면 스님들에게 문의하면 된다.

육바라밀 중 마지막인 지혜 바라밀을 살펴 보자.

세상을 지혜롭게 사는 일은 바로 스스로 행복을 만드는 일이다.

이 세상에서 제일 소중한 것은 생명이다. 살아 있는 모든 중생들의 생명은 하나 같이 귀중하다. 그게 설령 소나 말이나 돼지라도 마찬가지이다. 하물며 미물 곤충까지도 자기 목숨을 보호하고 아끼려는 본능은 있다. 그래서 석가모니 부처님은 일찍이 일체 살아 있는 모든 생명에는 부처가 될 근본 성품인 불성(佛性)이 깃들어 있다고 하셨다.

부처님 자비의 진폭은 이렇게 무한하고 생명 경외 사상은 무량하다. 하나의 축생이라도 죽이게 되면 다음의 부처될 성품을 죽이는 것이 되므로 살생을 못하도록 계율을 정하셨다.

이 세상에서 제일 큰 악업은 다른 목숨을 빼앗는 일이라고 설파하셨다. 그 원한은 세세생생 이어지는 악업이므로 철저히 금기하셨다. 그래서 대승보살계에서는 제일 첫째 항목이 살아 있는 생명을 죽이지 말라고 되어 있다. 또는 남을 시켜서 하거나 다른 이가 살생하는 것을 보고 기뻐하여도 악업이 된다고 하셨다.

앞에서 뜨거운 물로 뱀을 죽게 한 실수로 인하여 아기가 기형으로 태어나 평생을 실의 속에서 살아야 하는 예를 들었다. 그것이 바로 인과의 화살에 의한 염력(念力)의 피사가 아닐까 하는 생각을 한다.

말세일수록 인과가 빠르다는 말이 있다. 자신도 모르게 범한 실수가 한 생명에게는 일생의 악업으로 작용하게 되는 것이다.

『인과경』에서는 '살생'에 대하여

첫째, 마음에 항상 독을 품어 세세생생토록 끊어짐이 없다.

둘째, 다른 이들이 증오의 눈으로 바라보며 좋아하지 않는다.

셋째, 항상 나쁜 생각을 가지며 나쁜 일을 한다.

넷째, 다른 이들이 그를 두려워하여 마치 호랑이나 뱀을 보듯 한다.

다섯째, 잠을 잘 때에 마음이 두렵고 깨어나도 편안하지
　　　못하다.

여섯째, 악몽에 시달리고 질병이 많아진다.

일곱째, 목숨을 마칠 때에 미칠 듯 두려워하며 나쁘게 죽
　　　는다.

여덟째, 단명 업의 인연을 심게 된다.

아홉째, 죽어서 지옥에 간다.

열째, 만약 사람으로 태어나더라도 일찍 죽는다.

이러한 과보가 두려워서가 아니라 살아 있는 목숨을 빼
앗는다는 것 자체가 인간으로서는 할 수 없는 제일 잔인한
일이다.

그러므로 지혜있는 자라면 반드시 삼가하는 것이 좋다.

반면에 방생(放生)을 권하고 싶다. 가끔 보면 미꾸라지,
자라, 붕어의 방생은 원시적이니 인간 방생으로 바꾸어야
한다는 말을 한다. 다 옳은 말씀이다. 그러나 미꾸라지의
목숨이나 사람의 목숨이나 귀한 생명이라는 차원에서는 평
등하다는 사실을 기억하였으면 좋겠다.

그래서 죽어가는 생명의 방생을 권한다. 새로이 태어나는
생명을 위하여 죽어가는 목숨을 위해 기도하는 마음을 가
진다는 것은 대단한 의미를 가질 수 있다.

이러한 일이 있다.

어느 부인이 처녀 때였다. 때마침 낙동강에서 방생법회가 있다는 소문을 듣고 그 곳으로 갔다. 그는 법회비도 못 낸 형편이었지만 마음은 한없이 기쁘고 즐거웠다. 스님의 뒤만 따라다니던 그녀에게 스님께서 이것은 너의 몫으로 방생하여라 하는 덕담과 함께 내미는 큼직한 잉어 한 마리를 낙동강에 놓아 주었다.

무한한 기쁨에 마음속으로 염불을 하였다.

후에 처녀는 결혼을 하였고 드디어 첫 아이가 태어났다. 남자아이였는데 아들을 처음 보는 순간 처녀 때 낙동강에서 방생한 일이 문득 떠올랐다. 아이의 눈은 스님으로부터 받아 놓아 주었던 잉어의 눈처럼 큼직하고 서글 서글하게 생겼더라는 얘기였다. 이것은 실화로써 직접 들은 이야기이다.

경전에는 방생을 하는 것은 부처님 말씀에 순조하는 일이며, 선업을 짓는 일이며, 공덕을 닦는 일이며, 복덕을 증장시키는 일이라고 기록되어 있다. 방생과 살생의 인과는 너무나 뚜렷하므로 지혜로운 이는 잘 선택하여야 한다.

이렇게 대승불교 철학사상에서의 행동 실천덕목인 여섯 가지 바라밀을 임신부가 몸소 행한다면 임신부 자신의 행복은 물론 태어날 태아의 지난 세상 악업도 소멸된다. 그러므로 복덕과 지혜가 두루 갖추어진 아이가 태어날 수 있다.

임신부가 얼마나 굳은 의지를 가지고 노력하느냐에 따라 결과는 달라질 수 있다. 그 이유는 악업이 선업으로 바뀌어 질 수도 있기 때문이다.

필자는 십 몇년간 많은 임신부들에게 한결같이 태교의 중요성을 육바라밀 사상을 바탕으로 하여 가르쳐 왔다. 그 결과 훌륭한 아이들이 태어나는 것을 참으로 많이 보아 왔다.

조상 천도는 하는 게 좋다

　새로운 생명을 잉태하였으면 공덕 짓는 일을 많이 하는 게 좋다. 그 가운데에서도 조상을 천도하는 수승한 인연을 짓는 게 좋다.

　천도라는 것은 영혼 세계의 일이며 영혼을 현재보다 좋은 곳으로 가게 하는 것, 또 지금의 장소에서 벗어나게 하는 것이다.

　영혼이 과거에 지어둔 업인에 얽매여 중음신으로 헤매거나 아니면 나쁜 곳에 있다면 그 업인의 괴로움으로부터 벗어나게 하는 일이다. 영혼 스스로는 불가항력의 입장에 놓여 자연적으로 업보가 소멸되기를 하염없이 기다려야만 하는 입장이다. 그렇지만 부처님이나 보살의 위신력으로 그 영혼을 천도 또는 천혼한다면 영혼 자신도 좋거니와 그렇게 하는 후손 역시 공덕을 짓게 되는 것이다.

만약 조상의 영혼이 이승에 대한 잘못된 집착이 많아 그 인연을 찾는다면 별 수 없이 평소 가까운 가족을 중심으로 인연이 될 수 밖에 없다.

이 영혼의 세계란 결코 신비로운 세계가 아니라는 것을 알 수 있다. 영혼이 맑은 이들은 자신의 영혼 세계도 알 수 있다.

사람은 누구나 육체와 영혼으로 구성되어 있다. 그렇기 때문에 죽은 이들의 세계와도 통할 수가 있는 것이다.

이승을 떠난 이들이 저승에서 편안하거나 좋은 곳에 있다면 그 옷매무새가 깨끗하고 단정하며 얼굴이 맑고 편안해 보인다. 그렇지 않고 옷이 누추하거나 얼굴에 근심이 있으면 그것은 좋은 곳에 있지 않다는 증거이다.

만약 비명에 떠났거나 한을 품고 죽었다면 그들의 모습은 어둡기 짝이 없다. 굳이 임신한 임신부에게 천도를 권하는 것은 이 세상의 모든 것은 인연으로 이루어졌기 때문에 더구나 조상과의 인연은 참으로 대단한 인연이다. 그러므로 그 조상을 천혼하는 일이야말로 중요한 일이 되기 때문이다.

부처님이 말씀하신 정토경에 이런 구절이 있다.

"저희들이 임종을 당하여 시방정토에 태어날 수 있는 방법이 있습니까?" 하고 묻자 부처님께서는

"산 사람이나 죽은 사람, 그리고 이미 죽은지 오래 된 사람이라 하더라도 그들을 위해 공덕을 닦아주면 원에 따라 시방정토에 다시 태어날 수 있다."고 하셨다.

조상의 영혼이 후손에게 끼친 나쁜 영향에 관한 이야기 한 토막을 소개한다.

김씨가 태어나던 날 그의 어머니는 이상한 꿈을 꾸었다.

검은 돼지 한 마리가 오더니 갓 태어난 아기를 질근질근 밟았다. 어머니는 아기가 돼지에게 밟히는 모습을 보며 아무리 돼지를 내쫓으려 해도 되지 않고 힘겹기만 했다. 그 김씨는 자라면서 갖가지 병에 시달렸고 장성해서는 하는 일마다 실패를 거듭하였다.

남자 나이 서른 일곱 살이 되어도 아직도 사글세 방에서 간신히 남의 도움으로 살아간다고 했다. 이 이야기는 그의 어머니가 필자에게 직접 해 준 이야기다.

필자는 그 말을 듣는 순간 그의 조상 가운데 원한으로 죽어간 영혼이 있음을 알 수 있어, 그런 영혼이 있느냐고 물었다.

김씨 어머니의 시할아버지에게는 첩이 있었다. 그런데 그

여자는 행실이 좋지 않았다. 그 여자가 세상을 떠난 후에도 시할아버지는 제사를 못 지내게 했다는 이야기를 들려 주었다. 그러면 그 여인의 영혼을 위해 천혼재를 지내 드리라고 간곡히 말하였다.

영혼의 장애는 기운이 성할 때는 들어오지 않다가 기운이 쇠하면 들어와 장애를 일으킨다. 이런 경우도 할아버지의 부질없는 진노로 그 손자가 앙갚음을 당하는 꼴이 된 것이다. 원한을 원한으로 갚으면 원한은 더 커지게 된다. 원한은 자비로 풀어야 한다.

그 자비로 푸는 방법 가운데 제일 좋은 것이 바로 천도이다.

낙태나 유산한 영가도 반드시 천도하자

임신을 한다는 것은 새로운 인연과의 만남이다.

그 만남이 은혜로운 것인지 그렇지 않은 것인지는 아무도 모른다.

인생은 만남으로부터 시작된다.

그러나 인간의 이기심은 한도 없고 끝도 없다. 내가 잘 살기 위하여 다른 목숨을 가벼이 여기는 경우가 허다하다. 만약 낙태나 유산을 했던 경험이 있었다면 그 영혼은 반드시 천도를 하는 것이 좋다.

그 영혼을 천도해 주므로 인해 새로운 인연과의 만남을 더욱 돈독히 할 수 있는 계기가 될 수도 있는 것이다. 그러나 낙태나 유산된 영혼을 천도하는 풍속이 과거에는 없었다.

앞에서도 밝혔듯이, 부처님께서 말씀하신 불살생의 말씀을 우리네들이 다만 실천하지 않았을 뿐이다.

불행하게도 우리나라에서는 일 년에 약 150만 건의 낙태가 이루어지고 있다니 놀라운 현실이다.

아무리 성문화가 개방되었다고 하는 미국에 비해서도 (인구 비례) 약 4배가 된다 하니 참으로 어처구니 없는 일이 아닐 수 없다.

불교에서는 낙태를 명백한 살인이라고 규정한다.

이 세상에서 가장 큰 악업을 짓는 일이 바로 살아 있는 목숨을 빼앗는 일이다.

오늘날 우리 주위에는 가끔 자식이 부모를 죽이고 부모가 자식을 죽이는 일이 일어나고 있다. 이런 극단적이고 비도덕적인 일들도 따지고 보면 전생에서 서로 목숨을 죽인 원한이 금생에 다시 목숨을 빼앗는 인연의 결과로 나타난 것이다.

우리나라는 과거 수많은 전쟁과 또 수천 년의 역사 속에서 무고하게 죽어간 목숨들이 너무나 많다. 그렇게 맺힌 영혼들이 악연을 지은 이에게 다시 찾아와 앙갚음하는 그 인과의 쇠사슬이야말로 참으로 무서운 현실이 아닐 수 없다.

흔히 윤회라고 하면 지금 당장의 일이 아니기 때문에 쉽게 생각할 수도 있지만 시간만 단축하면 그것 역시 엄연한 지금의 현실로 나타난다는 사실은 숨길 수 없는 섭리가 아닌가?

그러므로 선연은 짓지 못할 망정 악연은 짓지 말아야 한다.

한 번 지은 좋지 못한 인연은 언젠가는 화살이 되어 나에게 되돌아 오게 되어 있다. 참으로 무서운 인과의 법칙이다.

영장(靈障)이란 무엇인가?

우리 옛 속담에 '잘 되면 내 덕이고 못 되면 조상 탓'이란 말이 있다. 이것은 인간의 치사스런 이기심이 만들어낸 말이다. 그런데 그 조상 탓이란 게 바로 조상님네가 잘 되도록 도와주지 않고 잘못되게 방해하고 괴롭힌다는 뜻이다.

이것은 정말 잘못된 관념이다. 어느 조상이든 후손을 잘못되게 하지는 않을 것이다.

어느 가정에서의 일이다.

그 집은 돌아가신 어른이 꿈에 보이면 꼭 큰일이 일어난다. 그 며느리 되는 사람은 남편에게 제발 시아버지의 꿈을 꾸지 말라고 윽박지르기까지 한다고 한다.

꿈이란 꾸고 싶지 않다고 꾸어지지 않는 게 아니다. 그것은 사실, 꿈 해석을 잘못한 것이다.

앞으로 큰일이 있을 것 같으니 조심하라는 경고의 뜻으로 받아들여야 한다.

흔히 영혼이 장애를 일으키는 것을 영장이라고 한다.

그런데 무수히 많은 영혼이 있어도 대다수는 아무 일이 없는데, 왜 극소수만 그런 영장을 일으킬까?

궁금할 것이다. 그것은 서로 지어 둔 업보의 소치이다.

설령 낙태를 했다 해도 당사자가 기운이 성할 때에는 영혼들이 꿈쩍을 못한다. 그러나 기운이 쇠잔할 때 그런 현상(영장)이 일어난다.

임신중절을 했거나 유산 경험이 있는 여인들이 원인 모를 병이나 장애로 남모르게 고통을 겪는 경우가 많이 있다.

이것은 영장의 현상이다. 낙태·유산한 본인의 꿈에 피를 흘리는 어린아이가 따라오거나 엄마라고 부르기도 하는 악몽에 시달리기도 한다. 그로 인해 불면증을 앓거나 시름시름 이유도 없이 앓아 병원에 가봐도 병명이 잘 드러나지 않는 경우도 있다.

또 낙태·유산한 여인, 즉 본인이 아니더라도 직계 가족 가운데에서 위와 같은 증상으로 고초를 당하는 경우도 있다.

이것은 바로 영혼이 존재한다는 증거이기도 하다. 이를 흔히 영장이라 하는데, 영혼이 받았던 상처를 치유하기 위하여 당사자에게 접근하여 그에게 고통을 주는 것이다. 그러나 아무리 크나큰 영장이라도 천도를 하면 반드시 벗어날 수가 있다.

콩 심으면 콩 나고 팥 심으면 팥 난다.

인과의 섭리는 우주의 원리와 같은 것이다.

사연 하나

사업을 하는 ○○씨는 오십대 초반으로 안정된 작은 사업체를 가지고 있었다.

그는 자기 회사의 여직원과 공적인 관계 이상의 사이였다. 그는 그런 불륜이 단 둘만의 사건으로 끝나기를 바랐지만 세월이 흐르다 보니 네 차례의 낙태를 하게 되었다.

그런데 문제가 생겼다. ○○씨의 꿈에 아랫도리가 없는 아이들이 나타나 '아버지' 하고 부르기도 하고, 무언가 달라고 징징거리며 울기도 하였다. 처음에는 그런 꿈을 꾸고는 그저 꿈이거니 하고 지나쳤다. 그런데 몇 차례 그런 꿈을 꾸고 난 후는 잠도 오지 않고 무언가 자꾸 불안하였다. 그렇다고 누구에게 이야기 할 수도 없고 답답하기만 하였다.

그것으로 끝나면 꿈이려니 하겠는데 그런 꿈을 꾸고 나

면 꼭 회사에 어려운 일이 생겨 재산상의 손해를 보는 일이 일어나는 것이었다.

그러던 중 우연히 필자의 법문을 듣고는 특별히 만나기를 원했다. 그는 그동안 있었던 이야기를 숨김없이 털어 놓았다. 필자는 ○○씨에게 우선 첫째로 그 여직원과의 인연을 끊으라고 하였다. 그리고 네 차례의 낙태한 인연 앞에 진정으로 참회하는 마음을 낸다면 그 영혼들을 천도해 주겠다고 하였다.

그 자신 스스로 지은 인연이지만 스스로를 괴롭히는 악연으로 작용할 줄은 미처 몰랐던 것이다. ○○씨는 진정으로 뉘우치고 그후 천도재를 올렸다.

천도재 지낸 그날 밤, 꿈에 다시 어린 네 아이들이 나타났으나 이번에는 웃으면서 떠나는 꿈을 꾸었다고 했다.

그 일 이후에는 잠도 편히 자고 또 회사에도 별일 없이 지내고 있다 한다.

사연 둘

필자는 법회가 있을 때마다 낙태나 유산된 영가들을 천도해야 된다는 당위성을 이야기하곤 하였다.

그런데 누구에게나 그런 일은 부끄럽고 또 숨기고 싶은 일이므로 드러내기를 싫어하고 감추려고만 한다. 그러나 감춘다고 해서 감추어지는 일이 아니다.

어떤 부인은 지금 중학교 2학년에 다니는 딸아이가 있다. 잠을 자다가 악몽을 꾸고는 베개를 들고 어머니가 자는 방으로 오곤 한다고 했다.

사연인즉, 그 여중생은 잠만 들면 손발이 없고 머리가 피투성이인 아이가 '언니, 언니' 하고 부르며 다가오는 꿈을 꾼다고 했다. 그러다 잠에서 깨어나면 온몸에 식은땀이 흐르는 것이었다. 그런 일이 자주 일어나면서 불면증에 시달리고 학업 성적은 당연히 떨어지게 되었다.

그 이야기를 들은 어머니는 딸에게 그저 지나가는 악몽이니 그냥 참으라고만 할 수 밖에 없었다. 그런데 그 부인에게는 누구에게도 말 못할 사연이 있었다.

그 부인은 지금의 남편과 결혼하기 전 사귀던 남자가 있었다. 결혼 약속을 하였으나 사정이 여의치 못하여 세월을 보내던 중 두 차례의 낙태를 하게 되었고 나중에는 헤어지게 되었다. 그런 사실을 지금의 남편은 전혀 모르고 있다고 했다.

그 부인도 천도재를 올렸다.

그날 밤 꿈에 어린 여자아이가 나타났다. 이제 다른 곳으

로 갈 때가 된 것 같다고 하며 떠나가는 꿈을 꾸고 난 후에
는 그런 증상이 없어졌다고 한다.

필자의 오랜 경험으로 보아 낙태·유산된 영가들을 천도
하고 나면 그 영가들이 반드시 나타나서 본인들에게 암시
를 주고, 또 본인들이 자각하게 되는 것을 많이 보았다.

물론 천도되지 않는 경우도 이따금 있다.

그것은 그 영가와의 악연의 쇠사슬이 쉽게 끊어지지 않
는다고 보아야 할 것이다. 그럴 때라도 포기하지 말고 두
차례 세 차례 또는 몇 차례라도 천도재를 올려 반드시 천
도 되도록 해야 한다.

영가를 천도할 때는 부처님의 위신력을 믿고 그대로 실
천해야 한다. 그리고 낙태·유산된 영혼에게는 진정으로
참회하는 마음이 있어야 한다.

천도재를 건성으로, 의례적으로만 받아들일 게 아니라 지
극 정성으로 해야 한다는 말이다.

그렇게 한다면 천도되지 않을 영혼은 없다.

사연 셋

필자는 1984년 부터 태령영가(낙태·유산)를 천도하는 일을 스스로 해 왔다.

어느날 우연한 자리에서 신도들끼리 하는 이야기를 듣게 되었다.

어느 부인이 임신을 하였는데 '떼 버렸다'고 아주 가볍게 하는 이야기에 큰 충격을 받았다.

하나의 생명을 그처럼 가볍게 생각하여 지워버리고도 죄의식을 가지지 않아서야 될 일인가. 생명을 아끼고 존중해야 하는 불교 자비 사상의 본질을 생각하며 큰 고민을 하였다.

그래서 경전을 뒤적이다가 『장수멸죄경』과 『범망경』을 읽고는 새삼 부처님의 한량없는 자비에 감탄하지 않을 수 없었다.

생명의 존엄은 아무리 강조하여도 모자람이 없다.

나의 목숨이 귀하다면 다른 생명도 아끼고 사랑해 주어야 마땅하다. 지극히 상식적이고 평범한 사실을 외면하다니.

오랜 세월 많은 천도재를 지내며 갖가지 마음 아픈 사연들을 간접으로 겪게 되었다.

그 가운데 알게 된 ○○부인은 불교신도가 아니었다.

그런데 우연히 필자를 만나게 되었고 그날 따라 필자는 낙태나 유산된 영혼과 영장(靈障)에 대한 이야기를 하였다.

○○부인은 큰 충격을 받고 혼자 고민하다가 찾아왔다. 여태껏 살아오면서 아무런 죄의식도 없이 임신하면 낙태해 버리기를 스물 아홉 차례나 된다고 실토하였다. 그러면서 참으로 뉘우치고 있으니 천도재를 올려 달라고 했다.

그 때가 마침 여름이고 얼마 있지 않으면 칠월 백중이라 절에서 일주일간 지장 기도를 하고 천도재를 올리니 그 때 동참하라고 하였다. 부인은 그 말을 잊지 않고 백중 기도의 일주일간을 지극 정성으로 참여하며 기도를 마쳤다.

기도 회향하는 그 날, 밤 11시쯤 되어 ○○부인으로부터 전화가 왔다.

"스님, 참으로 이상한 꿈을 꾸었습니다." 하며 조금은 상기되고 흥분된 목소리였다.

사연인즉, 남편이 회사에서 돌아오지 않아 쇼파에 기대어 TV를 보다가 깜빡 잠이 들었다. 꿈에 자신이 법당에서 기도를 하고 있는데 영단 쪽에서 어린아이들이 줄줄이 걸어 나오는 것이었다. 그 때 부처님 앞에서 두드리는 스님의 목탁 소리에 잠이 깨었다고 한다.

그리고는 바로 필자에게 전화를 한다고 했다. 필자는 그 때 ○○부인에게 영혼은 분명히 존재하는 것이고, 이제는 그들이 좋은 곳으로 갔으니 편안한 마음을 가져도 된다고 말해 주었다.

○○부인은 그 일이 있은 뒤 독실한 불교 신도가 되었다.

남자 태교

이 세상에서 제일 중요한 일 하나만 손꼽으라 한다면 나는 당연히 훌륭한 사람이 태어나는 일이라 하고 싶다. 하기야 선진국에서는 일찍부터 훌륭한 사람이 태어나도록 정자은행을 설치하여 야단법석을 피우고 있다. 그렇지만 그리 신통한 소식이 없는 걸 보면 그것 또한 발전을 기대해야 될지 모를 일이다.

이 세상 어느 일이나 마찬가지겠지만 좋은 사람이 태어나는 일 또한 얼마든지 가능한 일이라고 믿는다. 사람이 태어나는 일에 관하여는 여지껏 여자들만의 몫이라고 단정하고 또 그렇게들 생각하는 게 상식으로 되어 있는 것 같다.

하지만 여자 혼자서는 아이를 가질 수 없지 않은가?

여자도 중요하지만 여자보다 더 중요한 것은 역시 남자임을 상기시키고 싶다. 좋은 자녀를 두고 싶다면 청소년 때부터 그 마음자리를 깨끗이 하고 맑고 밝게 가져야 한다. 그리고 육체 또한 건강하게 가꾸어야 하며 지절을 지켜야 한다.

흔히 가질 수 있는 생각으로 남자는 몸을 함부로 내던져도 된다는 비합리적 남성이기주의는 단연코 버려야 할 유습이다.

남자의 습관이 태아에게 영향을 미치는 예를 보면……

영철이는 중학교 3학년이다.

그의 어머니는 영철이 때문에 마음 고생이 이만 저만이 아니다. 가정적으로는 남 부러울 것이 없는 행복을 누리는 평범한 집안인데 영철이의 나쁜 버릇 때문에 곤욕을 당할 때가 많다.

영철이가 어릴 때, 어린아이답지 않게 또래의 나쁜 아이들과 어울려 노름을 한다. 어릴 때는 장난삼아 하겠거니 하고 애교로 봐 주었는데 아이가 자라면서 이게 아니구나 하는 생각으로 만류를 하였으나 버릇은 고쳐지지가 않았다.

영철이는 학업 보다는 노름하는 데에 더 열성적이다. 그

러니 자연 학업성적은 떨어지고 외박도 잦아져 어머니의
걱정은 예사가 아니었다.

집안을 살펴보니 그의 아버지 되는 사람은 늦게 결혼을
하였는데, 결혼전에는 노름에 푹 빠져 지냈다고 한다. 그
후 결혼을 하고 영철이가 세 살이 되어서야 비로소 노름에
서 손을 떼었다는 것이다.

이것은 어머니가 아이를 가졌을 때에 아버지 되는 사람
의 좋지 않은 습관이 그대로 자식에게 유습되는 묘한 모습
을 볼 수 있어 섬뜩함을 느끼게 한다.

필자는 태교에 관한 이야기를 많이 하므로 어린 아이들
의 성장에 관심이 많다. 그러다 보니 여러 이야기들을 듣게
되는 것이다.

김처사는 결혼을 하고 십여 년이 지나도록 자식이 없었다.

세월이 가면 갈수록 자녀를 두고 싶은 생각은 더해가는
데 소식은 영 없었다. 친구들이 자식 자랑을 할 때마다 혼
자서 가슴앓이를 해야 했다.

병원에 가서 진찰을 받아 보아도 육체적으론 아무런 이
상이 없었다. 그러던 어느 날, 어릴적 어른들로부터 들었던
이야기가 문득 생각나서 스님을 찾아갔다. 스님에게 사정
이야기를 하자 스님은 백일 기도 할 것을 권했다. 김처사는

지푸라기라도 잡고 싶은 심정이었으므로 희망을 가지고 스님의 말씀대로 기도를 시작했다.

그러나 백일기도가 끝나도 아기 소식은 없었다. 스님은 다시 백일기도를 시켰고 김처사도 시키는 대로 하였다. 그래도 소식이 없었다.

스님은 또 다시 백일기도를 시켰다. 김처사는 지금까지 드린 정성이 아깝다는 생각에 세번째의 백일기도를 다시 시작하였다. 그러나 세번째의 기도를 시작할 때는 내심으로 초조한 마음을 금할 수가 없었다.

백일기도가 끝날 무렵이었다. 비몽사몽 간에 관세음보살이 웃는 모습으로 처사에게 나타나 어린아이를 건네주며 '너희 부부와 인연있는 아이이니 소중하게 키우라' 말하면서 그 아이에게 있을 일생의 일을 낱낱이 이야기 해 주시더라는 것이다.

아이는 자라면서 신경 쓸 일이 없을 정도로 착했다. 스스로 해야 할 일을 잘 챙기는 등, 관세음보살이 얘기해 준 그대로 아이는 자라났다. 느즈막히 본 아이라 귀하지만 보살의 가호력을 느껴 더 귀하게 느껴진다고 했다.

이런 태교는 남자가 서둘러서 노력한 결과이다.

건강한 육체와 맑고 밝은 심성을 지닌 남자라면 후덕한 베풂(봉사)을 많이 해야 한다. 그리고 숭고한 뜻을 길러 스스로 확신을 가지고 훌륭한 2세 가질 것을 서원해야 한다. 그렇게 하면 앞으로의 시대는 참된 인간이 잘 사는 시대가 분명 될 것이다.

돈이나 권력, 지식, 명예 보다는 인간다운 인간이 더 많은 행복을 누리는 밝은 세상이 분명 올 것이라 믿는다.

지혜로운 남자라면 태교는 이제 큰 마음 먹고 해야 할 지상과제인 것이다.

미움은 사랑으로 치유될 수 있다

사람의 감정은 참으로 복잡하고 미묘하여 예측을 할 수 없다.

그 가운데 미움이란 감정은 잘못 다스리면 한없이 깊은 골을 만들고 마음을 끝없는 어두움 속으로 몰고 간다.

미움은 일종의 구속이다.

미움은 스스로가 만드는 감옥이다.

미움은 미움을 낳는다.

때로는 일어나는 미움을 다스리려 해도 미움이 잡히지 않는다.

미움의 길은 어리석음의 길이다.

미움을 억압하면 그 미움이 무의식에 쌓여 한이 된다.

미움을 잘못 발산하면 폭력적일 수도 있을 뿐더러 그 파괴력 또한 대단하다.

미움에는 실상이 없다.

얼음을 알려면 물의 이치를 알아야 하는 것처럼 미움을 알려면 마음을 읽을 수 있는 근원적인 해법을 찾아야 한다.

다음은 실제로 있은 이야기를 간략하게 정리한 것이다.

일초는 태어난지 불과 삼 년 삼개월이다. 어머니 아버지에게는 앙증맞을 정도로 예쁘고 귀엽다. 그러나 할머니나 할아버지가 안으려 하면 바둥거리며 한사코 벗어나려고만 한다. 일초 어머니 아버지는 어른 내외에게 민망할 때가 한두 번이 아니었다.

그런데 한 번은 할머니가 안고 뽀뽀를 하려고 하는데 그 조그마한 손이 할머니의 입을 때렸다. 할머니는 아무리 귀여운 손녀지만 막무가내 행동에 어찌할 바를 몰라 하였다.

일초는 맏이로 태어났다. 일초 어머니는 결혼할 때부터 시어머니가 못마땅했다. 시어머니 또한 그들의 결혼을 탐탁치 않게 생각했던 것이다. 시어머니와는 살아 왔던 세대도 다르고 환경의 격차가 심했던 탓도 있었지만 사고방식 역시 현저하게 달랐다.

시어머니는 시어머니 대로 며느리를 이해하지 못했고 며

느리는 며느리 대로 시어머니를 이해하기는 커녕 오히려
내 행복의 방해요인이라고 까지 생각할 정도였다. 더구나
며느리는 시어머니와 대화로써 서로의 의견을 좁힐 수 있
는 방법을 몰랐던 것이다. 그렇기 때문에 마음속으로 시어
머니의 존재를 부정하고 싫어하고 미워하기까지 하였다.

혼자 속으로 생각했던 마음이 밖으로 표현되지 않고 허
공 속으로 흩어져 버렸다면 오죽 좋으랴. 그러나 임신부의
부정적 사고는 본인의 육체에 크나큰 영향을 끼치며 동시
에 태아에게도 바로 그 즉시 전달된다.

그래서 예로부터 임신부는 마음가짐을 바르게 하고 바르
게 쓰라고 누누히 강조하였다. 이 부분은 아무리 강조하여
도 모자람이 있다. 그래서 역으로 '아이 밴(가진) 위세' 라
는 속담이 생길 정도이다.

이 말은 여인으로서는 특권을 누릴 기회가 없는데 오직
아이를 가졌을 때 만큼은 그 누구도 임신부의 비위를 거스
르지 않으므로 생겨난 속담이 되겠다.

통계적으로 보아도 전쟁중에 태어난 사람들이 정신적인
질병에 시달린다는 것은 널리 알려진 사실이다.

임신부의 순간 순간의 마음 씀씀이는 바로 태아에게 전
달되고 그것은 다음에 태어날 생명의 인격을 이루는 기본
이 된다.

미움은 사랑으로만 치유될 수 있다.
그 사랑은 스스로 마음의 빛이 된다.

자녀는 빚이다

이 세상에서는 누가 뭐라고 해도 제일 중요한 역할을 하는 것이 사람이다. 사람은 우주의 주인이다. 좋은 사람, 훌륭한 사람, 인격을 갖춘 사람이 많아야 살기 좋은 세상이 된다.

앞으로 다가오는 21세기는 그야말로 열린 세계이다. 민족은 있으나 국가의 개념은 사라질 입장이다. 그러므로 세계인이 다 함께 경쟁을 해야 하는 무한경쟁 시대로 접어들 수 밖에 없는 것이다.

이럴 때는 능력있는 사람만이 살 수가 있다. 능력이 없으면 그 사회에서 도태 당할 수 밖에 없다. 인간 스스로가 바로 자원이 되는 셈이다.

지금 태어나는 이들은 21세기의 주역들이 된다. 특히 그들 중에서도 능력과 동시에 인격을 조화롭게 잘 갖춘 이들만이 참된 행복을 누릴 수가 있을 것이다.

지금까지는 한 사람이 또 다른 한 사람을 사랑하여 결혼에 이르고 나면 자연 발생적으로 사람이 태어나서 다시 살아가는 그런 형태 뿐이었다.

이제는 이런 습관적인 형태에서 벗어나 새로운 생명을 사랑의 마음으로 기다리며 자비의 힘으로 노력하고 슬기롭게 가꾸어서 능력도 있고 사람 됨됨이도 된 그런 사람이 태어나도록 노력해야 한다. 그래서 필자는 임신을 하고 나면 이미 늦다고 이야기 하는 것이다.

사람이 할 수 있는 노력은 끝도 없고 한계도 없다. 얼마든지 창조적인 새로움을 만들어 낼 수도 있고 또 이루어내어야 한다.

인류 역사상 이처럼 과학이 발달된 적은 없었다. 그러나 과학이 인공적으로 우수한 사람을 만들지는 못한다.

그러면 사람은 무엇을 근본으로 하여 태어나는 것일까?

우리 민족에게는 불교적인 정서가 깊이 흐르고 있다. 우리 속담 중에 콩 심은데 콩 난다는 것은 인과사상의 흐름을 보여주고 있는 말이다. 그리고 윤회사상을 뜻하는 이승과 저승에 대한 평범한 인식은 우리에게 영원을 살아갈 수 있는 근본을 만들어 주고 있는 것이다.

윤회하는 입장에서 보면 사람은 무수히 많은 생을 살면서 수많은 인연 관계를 가지게 되어 있다. 그 인연 속에는 스쳐가는 것, 잠시 뿐인 것, 잠깐 기쁨을 주는 것, 큰 감동을 주는 것, 덤덤한 것, 잊어버리고 싶은 것, 상처를 남기는 것 등등 갖가지 형태로 나타날 것이다.

참으로 다양하게 지어둔 많은 인연 속에서도 특히 과거의 지중한 인연이 금생에서는 부모와 자식의 인연이 된다.

불교『대보적경』에 이런 구절이 있다.

'만일 어떤 중생의 태(胎)에 들고자 할 때에 인연이 두루 갖추어져야 몸을 받을 수 있는 것이요, 만일 두루 갖추지 못하면 몸을 받지 못하느니라.'

이렇게 인연을 두루 갖춘다함은 인연의 성숙을 의미한다. 한 톨의 밤알도 익을 대로 익어야 그 단단한 밤송이에서 벗어나듯이 인연이 두루 갖추어져야만 부모와 자식의 인연으로 만나게 되는 것이다.

필자의 견해로는 부모로서 자식을 만나는 것은 하나의 업이라고 생각한다. 그 업을 쉽게 표현한다면 빚이라 할 수 있다. 때문에 자식 사랑은 내리 사랑이다. 그러나 자식들은 부모 마음의 백 분의 일도 알지 못한다.

평범하게 태어나는 자녀들은 빚으로 태어나지만 원력소생으로 만난다면 상황이 바뀌어질 수도 있는 것이다.

자녀는 빚이다. 하지만 사랑으로 뭉쳐질 수도, 영원히 빚으로 남을 수도, 또는 은혜롭게 살아갈 수도 있는 여백이 많은 빚이다.

엔돌핀 이야기

마음은 위대한 에너지이다. 이런 이야기가 있다.

다 같은 물이지만 소가 먹으면 우유를 낳고 뱀이 먹으면 독을 낳는다.

다 같은 마음이지만 마음 쓰기에 따라 행복과 불행이 생기게 되어 있다.

마음을 쓴다는 것은 그리 쉬운 게 아니다.

내 마음이지만 내 마음대로 되지 않을 때가 많다. 그래서 필자는 젊을 때는 자기 마음을 다스릴 줄 알고 늙어서는 자기 몸을 다스릴 줄 안다면 그는 행복한 삶을 누릴 수 있다는 이야기를 곧잘 한다.

젊을 때 울컥울컥 일어나는 뜨거운 마음 다스리기란 여간 힘겨운 게 아니다. 그러나 마음이 일어나는대로 다 할수 없는 게 인간사이다.

태교에 있어서 마음을 중요시 여기는 것은 마음의 작용이 자기의 운명도 결정하지만 태아의 운명까지도 결정할수 있기 때문이다.

마음이 불안한 상태가 되면 혈액이나 체액이 산성으로 바뀌어져 건강이 나빠진다는 것은 상식이다.

이를테면, 무엇인가를 하려고 하는 생각을 가지면 뇌에서는 티로트로핀이 발생하여 갑상선을 자극하여 대사를 촉진시켜 주고, 무엇인가 집중하고 있을 때는 프로오피오코르틴이 발생하여 의식중추의 활성화를 도와준다. 또 사람들이 애정을 느낄 때면 고나도트로핀이라는 게 생겨 몸의 기분을 다르게 하는 것이다.

깊은 감동을 받았을 때는 β－앤드로핀이 발생하여 감각이 마비되기도 한다.

이렇게 그때 그때 마음 쓰기에 따라 우리의 인체는 변하게 되어 있다. 마음 씀씀이란 자기 운명을 만든다. 매사를 긍정적으로 생각하고 활달하게 움직이면 인체는 자연스럽게 좋아진다.

몇년 전인가 미국에 있던 한국인 의사가 '엔돌핀'에 관한 이야기를 하여 관심을 모은 일이 있다. 엔돌핀에 관한 이야기는 미국 폴로리다 템파에서이다.

십여 년 전 그곳에서 세계 종교회의가 있었다. 티벹 어느 스님이 그 회의에 참석하였다가 장(腸) 파열이 되어 갑자기 병원으로 갔다. 수술을 해야 하는데 그 스님은 마취를 못하게 하여 마취를 하지 않았다. 그러나 장장 여섯 시간 동안 수술이 진행 되었는 데도 전혀 통증을 느끼지 않았다 한다.

그 때 그 수술에 참여하였던 의사들은 뜻밖의 신기한 상황에 놀라 스님의 피를 뽑아 정밀검사를 하였다. 검사 결과 처음 보는 이상한 물질이 검출되었다. 그 물질은 평범한 사람들에게는 볼 수 없는 것으로, 마음이 지극히 안정된 상태나 명상하는 사람들에게서만 생성된다는 사실을 알았다.

그 물질이 많이 생성되는 사람들은 마음이 아주 평화롭다는 뜻이다. 의사들은 그 물질의 이름을 티벹 스님이 마취제(morphine)를 사용하지 않고 수술하였다 하여 엔돌핀(endorphine)이라고 이름 지었다.

엔도(endo)는 영어의 inner로써, 내부(內部)라는 라틴어이고 올핀(orphine)은 몰핀에서 따온 말이다. 엔돌핀이란 체내에서 생성되는 몰핀이라는 뜻이다. 사람의 몸은 마음 쓰기에 따라 이런 특이한 물질을 만들어 낼 수도 있다.

그런데 수행을 많이 한 이들에게는 엔돌핀 보다 100배 이상의 효능을 가진 물질이 있다는 새로운 사실이 보고 되고 있다.

그 이름이 다이놀핀(dynolphine)이다. 다이나마이트(dynamite)에서 가져온 다이나(dyna ; 힘)를 합성하여 지어진 이름이다.

사람의 마음은 쓰기에 따라 스스로의 행과 불행을 만든다.

한 번 웃으면 인체 세포에 산소를 공급하여 활성화를 가져오게 하지만 한 번 성냄으로 하여 노르아드레날린이라는 물질이 생겨 세포의 노화가 촉진되기도 하는 것이다.

이 세상에서 제일 빠른 것이 빛의 속도일 것이다. 그러나 마음의 씀씀이는 빛 보다 더 빨리 태아에게 전달된다는 엄연한 사실을 알아야 한다. 그것을 감안한다면 임신부의 한 순간 한 순간의 마음 씀씀이는 참으로 중요한 것이 된다.

인간 복제를 생각하며

생각은 과학의 어머니이다.

사람의 생각은 무한하므로 과학의 발달 역시 무한할 것
이다. 앞으로의 세계는 정말 예측불허의 세상이 펼쳐질 것
이다. 그 가운데 하나가 바로 인간 복제라는 문제이다. 미
국의 시드 박사가 인간복제 시도를 선언하였다. 지난해는
돌리라는 이름을 가진 양이 복제되어 세상을 놀라게 한 일
이 있었다.

인간복제는 분명 과학자들에게는 꿈이요 실현 가능한 테
마로써 그 유혹은 대단할 것이다. 돌리가 탄생되면서 일부
에서는 인간복제의 가능성이 점쳐졌고, 또 한편으로는 인간

복제는 반윤리적이라는 각계 각층의 우려와 비난이 쏟아져 나왔다.

그러나 시드 박사는 과학의 이름으로 인간복제를 시도하겠다고 CNN 방송을 통해 그의 뜻을 밝혔다. 인간복제의 과정을 잠시 엿보자면 다음과 같다.

수정되지 않은 난자를 채취하여 핵을 빼내고 복제하고자 하는 사람의 세포를 떼내 일정 기간 배양한다. 두 세포가 합쳐지도록 전기 충격을 가하여 서로 융합되도록 한다. 그러면 복제 대상의 핵이 무핵의 난자 속으로 들어가 배(胚)가 된다. 그것을 여성의 자궁으로 옮겨 놓은 열 달 후에 하나의 생명이 태어나도록 한다는 것이다.

양 돌리가 탄생되기까지는 양 277마리가 희생되었다는 기록이 있다. 그리고 보면 인간 복제시에도 많은 불임 여성이 과학의 재물로 희생될 수도 있을 것이다.

만약 이 실험이 성공하면 자신과 똑같은 모양을 한 또 하나의 복제인간이 태어날 수도 있는 것이다. 그러나 사람은 단순하게 난자와 정자와의 결합만이 아니라 식(識)이 들어가야 한 사람으로서의 구실을 할 수 있다.

불교적 사유에서 보면 육신은 네 가지 원소가 어우러져 (四大和合) 사람의 육신을 만든다고 한다. 하지만 생각과 운명까지도 같은 사람은 나타날 수가 없다는 견해를 피력하고 있다.

식이란 과학의 힘으로는 도저히 미칠 수 없는 성역이다.

육신은 어디까지나 영혼을 담는 그릇에 불과하다.

육신은 아무리 가꾸어도 백 년을 넘을 수 없지만 영혼은
영원불멸한 것이다. 하나의 영혼이 둘로 나누어질 수는 없
는 것이다.

생각이 과학은 낳았지만 과학은 생각의 세계를 점령할
수가 없는 것이다.

한 생각의 작용

정호는 이제 세 살, 걸음을 앙증맞게 걸어 더 귀여움을 받는다. 정호는 어머니의 품을 떠나려 하지 않는다. 어린이들이 다 그렇겠지만 어머니가 잠시도 다른 일을 못 하도록 보챈다. 어디를 가도 그림자처럼 따라 다닌다. 심지어 어머니가 화장실을 가도 따라 들어간다. 잠잘 때는 어머니의 귀를 잡든지 손을 잡든지 그도 아니면 옷자락이라도 잡아야 잠을 자는 버릇이 있다.

그러나 정호가 어머니를 떠나지 않으려 하는 것에 대해 관심 두는 이는 아무도 없다. 그저 정호의 남다른 버릇이거니 하고 넘길 뿐이다.

필자는 그 얘기를 듣고 웃으며 정호 어머니에게 '사랑을 대충 대충 하지 뭘 그리 악착같이 했느냐'고 하였다.

아니나 다를까, 정호 어머니의 이야기로는 정호 아버지와 만나게 된 것은 남자쪽의 일방적인 사랑일 뿐이었지 자기는 마음이 없었다고 한다. 그녀 쪽에서는 처음부터 사랑을 원하지 않았다. 그런데 남자 쪽에서 십 년 이라는 너무나 오랜 세월을 한결같이 다가왔다. 또 어차피 한 세상을 살아가려면 결혼은 해야겠기에 선택의 여지없이, 그러나 결혼을 한 게 아니고 결혼을 해 준 입장이라고 했다.

정호 아버지의 끊임없는 사랑, 그 무서운 집념이 익을대로 익어진 마음의 상태에서 결혼을 하였던 것이다. 또한 아이를 가지게 되었는데, 이것은 아버지의 마음이 그대로 태아에게 전해진 상태, 그 표본이라 해도 과언이 아니다.

태교에 있어서 어머니의 역할이 중요한 것은 두말 할 나위도 없지만 아버지의 역할 역시 대단한 몫을 차지한다.

사실 따지고 보면 아버지의 몫이 더 클 수도 있다.

사람과 사람과의 관계 역시 그렇다. 물론 전생에 지어둔 인연의 힘에 의하여 이 세상에 와서 관계를 가지게 되지만 태아 때 받았던 영향은 그의 일생에서는 더할 나위없이 중요한 역할을 한다.

임신했을 때, 아이의 아버지 될 사람이 부인의 부른 배

위에 손을 얹고 아주 조용한 음성으로 태아에게 이야기를 하는 것은 참으로 중요하다. (그것은 태아의 긍정적 인간 관계를 형성시키는 데 아주 좋은 것이다)

태아의 영혼은 맑고 투명하므로 어머니의 뱃속에서 쌓아 놓은 인연의 끈은, 후에 그의 일생을 통해서 선명하게 나타나게 마련이다.

좋은 운명을 가지게 하려면

이 세상의 주인은 사람이다.

사람 중에서도 훌륭한 사람이 많이 태어난다면 좋은 사회가 될 수 있다. 그러나 나쁜 사람이 많이 태어난다면 누구나 싫어하는 사회가 될 수 밖에 없을 것이다.

태교라고 하면 '그것은 미신이다'라고 생각하는 사람들이 간혹 있는 것 같다. 생각의 자유가 있기는 하지만 자기의 잘못된 생각을 함부로 배설하여 타인들에게 영향을 끼친다면 그것 또한 해악이 적지 않으리라 생각된다. 그것을 지식이라는 상자에 담았을 때는 문제가 더 커진다는 사실을 기억해야 한다.

참된 태교는 훌륭한 사람이 태어나도록 하는 것이다.

좋은 사람, 훌륭한 인물이 태어날 수 있도록 하기 위하여 각계 각층에서 노력들을 하고 있기는 하지만 그 결과는 시원치 않은 것 같다.

어느 부모가 잘못된 자식을 두고 싶으랴만 그러나 부모들의 마음과 행동이 바로 자식의 운명과 직결된다는 사실은 꼭 명기해야 될 것 같다.

아버지의 마음이 어두우면 불행한 자녀를 두기가 쉽다.

홍길동(가명) 씨는 직장에서 공금을 횡령하여 쫓겨났다. 부인과는 이혼을 하고 타처에서 외롭게 지내다가 홀로 사는 여인과 결혼 약속을 했다. 그리고는 결혼식도 하지 않은 채 함께 살았다.

그 후에 아이가 태어났는데 그 아이는 기회만 주어지면 거짓말을 하고 어머니를 속이려고만 한다. 심지어 그 아이는 어머니 아버지가 결혼하는 모습을 자기가 직접 보았다고 까지 이야기 할 정도이다.

어떻게 보았느냐고 했더니 어머니 뱃속에 있을 때 엄마 배꼽을 통하여 보았다고 호기를 부릴 정도였다.

이 또한 아버지의 마음이 그대로 이입된 상태라고나 할까.

또 어머니의 마음이 태아에게 각인되는 경우도 많다.

성철이는 초등학교 입학식장에서 앞에 서 있는 여자 어

린이의 머리핀을 살그머니 빼내어 자기 주머니에 넣었다.

학교에 다니면서 거의 매일 교과서가 바뀌지 않는 날이 없었다. 어느 때는 국어책이 두 권, 산수책은 없고, 사회책은 세 권… 이런 식이었다. 그런데 성철의 어머니가 성철을 임신했을 때 특이하게 손버릇이 좋지 않았다.

시장에서 남의 것을 훔쳐오기도 하였고, 백화점에서 상품을 실례하다가 창피를 당하기도 하였다. 이것은 엄마의 버릇이 그대로 태아에게 운명의 굴레로 남게 된 경우라 할 수 있다.

봉일이는 마음의 고개를 숙이고 살아가는 초등학교 5학년이다. 혼자 있기를 좋아하고 웃는 모습을 거의 볼 수 없다. 항상 찡그리며 울적한 기분인 것 같다.

혼자 있을 때, "너 혼자 있어도 무섭지 않니?" 하고 물으면, "혼자 있으면 좋아."라고 답하고, 찡그리고 있을 때 "왜 찡그리고 있느냐?"고 물으면, "그냥 그렇게 하고 있을 뿐"이라고 답한다.

봉일의 어머니가 봉일이를 가졌을 때 그녀는 임신 자체가 두렵고 불안하여 어찌 할 바를 몰랐다. 특별히 의지할 데도 없고 의논 할 상대도 마땅치 않아 때로는 울기도 하며 적적한 임신생활을 보냈다고 한다.

자신이 임신하였을 때를 떠올리며 봉일이의 일상과 비교

를 하면 아이를 볼 때마다 죄 지은 심정이 된다고 이야기하는 것을 들었다.

이처럼 임신했을 때 임신부 마음의 위상이 태아에게 전달되는 실례는 너무나 많다. 그래서 필자는 아이의 운명을 위해서라도 긍정적인 사고와 밝고 기쁜 마음으로 행복한 임신생활을 유지해야 한다고 강조하는 것이다.

이런 일도 있었다.

소덕이는 부모의 말을 듣지 않고 반항하며 때로 가출까지 하여 부모의 속을 태우고 있다. 소덕이 어머니는 소덕이를 임신했을 때 집안형편이 여의치 않았다. 그러니 임신 자체를 달갑게 여기지 않았을 뿐만 아니라 어떻게 하면 낙태시킬 수 있을까를 궁리하기도 하였다. 그러나 정작 낙태 시키려 하니 무언가 두려움이 앞서고 하여 이렇게 저렇게도 못하고 어정쩡한 임신생활을 보냈다.

후에 소덕이가 태어나 자라면서 하는 행동은 예사 골치거리가 아니었다. 이제 무슨 방법이 있으랴만 다만 아이에게 큰 자비로 관심을 가지는 수 밖에 없으리라.

한 순간의 마음 씀씀이가 그대로 태아에게 전달된다는 무서운 현실을 인정하고, 임신 생활을 지혜롭게 보낸다면 좋은 운명을 만들 수가 있어 은혜로운 만남이 될 수 있을 것이다.

발원문

이 세상에 존재하는 모든 것에는 그 스스로 기(氣)가 있다.
기(氣) 가운데는 '좋은 기'도 있고 '나쁜 기'도 있고
'무덤덤한 기'도 있다.
사람들이 표현하는 글자 가운데에도 기 라는 게 깃들어
있다.
글자 글자를 좋은 뜻으로 잘 모으면 좋은 기가 함입되어
다른 이에게 기를 발생케 하기도 하거니와 글자를 잘못 나
열하면 좋은 기를 죽이기도 한다.
좋은 기를 낳게 하는 글 가운데 하나가 바로 태교 발원
문이라 생각한다.

발원문이란 평소에 갖고 있던 소망을 마음속으로 이루고자 하는 뜻을 담은 글이다.

필자는 1985년에 『태교』라는 책을 펴냈었고, 1995년에는 『하늘 맑은 날』이라는 태교 시집을 발간한 바 있다.

1997년에는 태교 발원문 『태양처럼 솟아나소서』라는 책을 출간하였다. 이렇게 태교에 계속 관심을 둔 것은 이 땅에 어질고 능력있는 훌륭한 인재가 많이 태어나기를 바라는 소박한 염원 때문이었다.

그 발원문 가운데 하나가 이렇다.

자비 크시어
일체 중생을 품안에 안으시는
거룩하신 부처님
금생에 사람으로 태어나
사람 구실 하게끔
저희 부부에게
혈육 한 점 태어나게 하여 주소서.

무슨 인연 심었는지 모르지만
이 세상 푸른 하늘 이고
밝은 햇빛 받으며

사람과 사람 사이에서
참된 사람 노릇 하고저
열심히 노력하겠나이다

이 세상은
업과 업이 이어지는 곳
인연과 인연으로 얽혀 사는 곳
저희 부부 또한 이 세상에
부끄러움없이 살고저 하나이다

지난 세상 지어 놓은 인연으로
지난 세상 심어 놓은 공덕으로
지난 세상 쌓아 놓은 선근으로

자비 크시고
사랑 또한 한량 없으신
거룩하신 부처님 뜻으로
새로이 인연 있게 하여 주소서
부처님 뜻에 따라
살아가겠나이다.

이렇게 필부로써 누구나 가질 수 있는 소박한 염원이 담겨 있으면 그게 바로 발원문이다. 개인마다 생각이 다르고 소원하는 바가 다르므로 얼마든지 다르게 표현하여도 무방하다.

조금은 외람된 생각일지 몰라도 필자의 작은 생각으로는 사람이 태어나는 것이 욕망에 의하여 태어나서는 안된다고 생각한다.

어느 청소년 교육장 토론회에서 있은 실화이다. 어느 학생이 왜 우리들이 부모에게 효도하여야 하는가? 하는 가당찮은 발언을 하였다.

그 학생의 지론은 이렇다.

"우리가 태어나고 싶어서 태어난 게 아니고 아버지 어머니의 애정행위 때문에 태어났으니 의당 부모는 양육과 보호를 책임져야 한다."

듣고 보면 사실인 듯도 하다. 그러나 그 발언은 나타난 현상만 보고 현상 뒤에 숨어 있는 실상을 보지 못한 탓이다.

부모포태경에 의하면 이 세상에 태어나고자 하는 영혼은 자기 스스로 부모가 될 이를 열심히 찾는다고 한다. 그래서 스스로 부모를 선택한다고 기록되어 있다. 그것은 인연의 법칙이기도 하다.

사람을 욕망의 부산물로 태어나게 하면 위험하다. 그것은 결국 또 하나의 욕망의 존재를 낳는 일이 될 뿐이다. 오늘날의 젊은 청소년들은 영악스럽다 할 정도로 자기 욕망의 충족에 급급하고 있지 않은가.

뜻이 있는 이라면, 조금은 지혜로운 이라면, 맑은 정신을 가진 이라면, 깨끗한 영혼의 인간이 태어날 수 있도록 노력해야 한다.

이러한 마음의 자세를 가지고, 부처님께 발원한다면 좋은 인연이 올 수도 있는 것이다. 물론 거기에 상응하는 노력도 쌓아야 하겠지만….

태몽

꿈은 꿈이다.

꿈도 꿈 나름이지만 흔히 꿈을 무의식의 표현이라고 주장하는 이들도 있다. 꿈 가운데는 개꿈이라 하여 일생 꾸는 잡몽을 그렇게 부른다. 그러나 마음이 깨끗하고 심덕이 어질고 착한 이들은 어쩌다가 한 번 꾸는 꿈이 현실과 같을 수가 있다. 그러한 것을 현몽이라고 한다.

또 꿈 가운데에는 상징적으로 계시를 받는 꿈을 꾸기도 한다. 그런 것을 영몽이라고 한다. 꿈이 무의식의 표현이라는 정신의학자들의 정설에 따라 맞춘다면 현몽이나 영몽 같은 것을 해석할 방법이 없다.

다만 우연의 일치라는 애매한 답변이 있을 뿐이다.

임신을 전후하여 특이하게 꾸어지는 꿈을 태몽이라 한다.

태몽은 본인이 직접 꾸기도 하고 남편, 시어머니, 시아버지, 친정어머니 등과 같은 관심있는 이들이 꾸기도 한다. 그런데 태몽의 특징은 쉬이 잊혀지지 않는다는 것이다.

전해지는 기록을 보면 우리네 조상들은 신령스런 태몽을 꾸고, 큰 인물을 얻었다는 문헌들을 쉽게 찾아볼 수 있다.

그 한 예로 고려의 기운이 쇠퇴할 무렵 함길도 영흥이라는 곳에 이자춘(李子春)이란 가난한 젊은이가 어느날 낮잠을 자다 묘한 꿈을 꾸었다. 머리에 관을 쓰고 도복을 입은 노인이 나타나

"나는 백두산 신령인데 장차 그대 문중에 길운이 있어 전갈하러 왔다. 소홀히 듣지 말고 산천(山川)기도를 정성껏 드려라. 그러면 필경 귀동자를 얻을 것이니라."

이자춘이 꿈을 깨고 그의 부인에게 꿈 이야기를 한 후 백두산에 올라 정성껏 기도를 올렸다. 백일기도를 끝내는 날 이자춘이 또 꿈을 꾸었다. 선관(仙官)이 오색 구름을 타고 하늘에서 내려와 이자춘에게 공손히 절을 하고 황금으로 만든 자 하나를 주며

"이것은 옥황상제께서 그대에게 주는 것이니 장차 동국 지방을 측량케 하시오." 하고는 하늘로 올라갔다. 그 후에

태어난 이가 이성계이다.

태몽이란 이러이러한 업보를 지닌 이가 태어날 것이라는 사전 암시라는 생각이 든다. 필자는 많은 이들의 태몽을 조사한 적이 있는데 그 태몽에서 그 사람 운명의 정점을 발견하게 되었다. 방랑시인 김삿갓이란 별명을 가진 김병연, 그의 아버지 김안근이 꿈을 꾸었다.

동쪽 하늘에서 파란 별이 흰 학을 타고 자기 집을 향하여 떨어지다가 비바람이 너무 심하여 흰 학의 날개가 부러지고 별은 점점 빛을 잃어 뜰안에 꽝 하는 소리내며 떨어지는 꿈을 꾸었다.

희대의 천재로서 수많은 시를 남겼지만 그 생애는 비탄의 일생이었다. 서자 출신으로 한 번도 마음 편하게 허리 펴고 산 적이 없는 삶이었던 것이다.

청담 스님의 태몽은 그의 모친이 집으로 들어오는 큰 잉어를 붙들었는데 점점 용으로 변하여 하늘로 올라가는 꿈을 꾸었다.

청담 스님이 세속에 살았었다면 넉넉한 부자로는 살았겠지만 그는 출가하였기 때문에 대한불교 조계종 종정을 지낼 정도의 덕망있는 스님이 되었던 것이다.

태교와 시

임신을 하고 나서 임신부로서 마음의 안정을 가지는 일은 지극히 상식적인 일이다. 마음의 안정을 위해서 음악을 듣거나 좋은 명작을 읽는 일은 더할 수 없는 태교가 될 수 있다. 되도록이면 좋은 작품을 많이 읽어보라고 권하고 싶다. 태아와의 인간 관계를 위해서는 참으로 좋은 방법 가운데 하나가 될 수 있기 때문이다.

필자는 일찍이 태교에 지대한 관심을 가지고 태교라는 책을 펴내기도 했다. 일반 상식적인 태교이야기가 아니라 불교식 사유를 바탕으로 하는 내용이었다. 어디서 배우거나 어느 책에서 본 것이 아니라 스스로 터득한 것이었다.

많은 이들이 태교를 잘 하여 좋은 2세가 많이 태어났으면 하는 바램을 마음속으로 항상 가지고 있었다. 그러나 정작 태교를 해야 할 젊은 세대들은 태교에 접근하는 것을 소홀히 하는 것 같아 안타까웠다.

그래서 생각한 것이 태교시였다.

태교를 시적(詩的) 표현으로 한다면 젊은 세대들에게 보다 쉽고 자연스럽게 접근할 수 있지 않을까 하는 혼자 생각에서였다. 그러나 우리나라에서의 문학은 일반 대중과는 너무 먼 곳에 있었다. 문학은 단지 문학인을 위한 전유물인 것 같다는 생각을 가끔 하게 된다. 더욱이 시에 있어서는 더 그런 것 같았다.

그럼에도 불구하고 어느 봄날 태교를 시로 써 보아야겠다는 생각을 한 후부터 무작정 쓰기 시작했다.

만약 시인들이 읽었다면 이게 무슨 문학적 가치가 있는 작품이냐고 힐난할 그런 것들이었다. 솔직히 쉽게 쓰기 위한 방법으로 선택했고 또 많이 읽도록 하는 것이 목적이었지 문학적 가치는 애시당초 생각 밖이었다.

그렇다고 시를 비하해서 한 의도는 더욱이 아니었다.

다만 태교 사상을 시라는 형식에 담았을 뿐이었다.

필자의 '태교'라는 시 전문이다.

마음과 마음이
맑아야 하나니

하늘 맑은 날에
씨앗 묻으소서

여명이 누리 감쌀 때
씨앗 받으소서

욕망은 욕망을
낳나니

피와 피가
하얗도록 참회하소서

여린 들풀 향기에도
부끄럽지 않도록
기도 하소서

때묻지 않은
마음씨

하늘과 땅을 밝히나니

역사의 영원한 주인 되게
베풀지어다

마음과 마음이
고와야 하나니.

이렇게 태교를 테마로 하여 시를 쓴 것이 태교시집이라
는 명목으로 『하늘 맑은 날』이 출판되었다. 지극히 개인적
인 생각이지만 독자들이 혹 필자의 작품을 읽었다고 하면
공연히 미안하고 겸연쩍었다. 그런데 유독 태교에 관한 책
을 읽었다고 하면 그런 느낌이 들지 않는다.

여기에 하나 더 필자의 '계명'이라는 태교시를 소개한다.

이 세상에
신명나는 일도 많지만
그 가운데 신명나는 일이란
아이를 가지는 일

하늘도 땅도
산천초목도
소리없는 박수를 보내나니
부처님도 웃으며 축복하나니
그 기운 감응하여

함부로 거짓을 말하지 말라
사랑스런 아이가 듣는다
함부로 화내지 말라
아름다운 아기가 상한다
함부로 크게 웃지도 말라
소중한 아기가 놀란다
함부로 어지러운 생각 하지 말라
지순한 아기가 혼미해진다
함부로 욕심부리지 말라
예쁜 아기가 닮는다
함부로 음욕 탐하지 말라
영특한 아기가 엿본다
함부로 다른 생명 죽이지 말라
귀중한 아기 목숨 줄인다
도둑질 하지 말라

금쪽 같은 아기도 따른다
술 먹지 말라
자랑스런 아기가 취한다
담배와 마약도 하지 말라
천진한 아기 뇌 상한다

언제나 마음을 따뜻이 하고
밝게 가져
새로운 탄생을 기쁘게 맞이할지어다.

차와 태교

녹차를 마시면
피가 맑아지고 군살이 빠지고
눈빛이 흰 연못처럼
서느러워지느니

먼 곳에서 벗이 찾아 오거든
목욕물 데워 피로를 풀게 하고
우선 한 잔의 녹차를 권하여라
그러면 그것이 더 없는 대접이다.

벗의 얼굴이 보름달인 양
환히 빛날 쯤엔
거문고 한 가락 안 탈 수 없으리

좋은 차와 벗과 거문고와……
그밖에 더 무엇을 바라리오
그저 안온하고 흡족할 따름이리

위의 시는 박희진 시인의 '녹차송'이라는 시이다.

한 잔의 차를 마실 수 있는 이는 스스로의 영혼을 맑히는 일이 된다.

녹차를 마시면, 피가 맑아지고 군살이 빠지고 하는 구절처럼 정신과 육체에 안정과 건강을 가져다 주는 게 바로 녹차이다.

차에는 스물 다섯 가지가 넘는 영양소가 있다고 보고되고 있다. 차는 우리네 육체를 다스리는 데 있어서 참으로 훌륭한 음료수이다. 그런 한편 마음을 다스리는 데에도 적잖은 효능이 있다.

차 마시는 일은 어찌보면 아주 단순하다. 그러나 마음먹고 한 잔의 차를 달이려면 참으로 정성이 필요하다.

필자에게는 차를 나누는 벗이 몇 있다.

그 가운데 한 분은 스님이시다. 서예도 하고 난초도 잘 키우며 차를 즐기는 분이시다. 물론 자신의 수행도 철저하게 잘 하신다.

그 스님은 이따금 나를 청하기도 한다. 제주 한란이 꽃 피었으니 향소리 들어보러 오라고 전화를 하면 그 스님 처소로 간다. 그럴 때마다 스님은 하얀 차포(茶布) 정갈히 빨아 놓고 찻잔이며 차관도 깨끗이 씻어 준비를 해둔다. 하나 하나마다 세심한 정성이 돋보이는 차도구를 준비해 두고 마주앉은 스님의 모습에서는 참으로 정갈하고 단아함을 느끼게 한다.

그럴 때 난초향기 소리 들으며 적적히 마시는 차 한 잔은 마치 극락세계의 어느 모습 같다는 생각을 갖게 한다.

사실 한 잔의 녹차를 마신다는 것은 세상 잡다한 일 다 접어 두고 내 영혼의 안식처에서 유유자적 하고 싶다는 무의식의 갈망이리라. 그럴 때 느껴지는 감흥은 어떤 만족보다 또 다른 차원의 넉넉함을 맛볼 수 있다.

한 생명을 잉태한 여인이 찻잔을 챙기고 차를 준비하고 깨끗한 물로 잘 끓여 작설차를 울궈내는 모습을 상상해 보라. 그리고는 깨끗한 잔에 따루어 '먼저 따룬 잔은 아기의 것' '나중의 것은 아빠의 것' 그리고 '나의 것' 이렇게 마음의 여유를 갖는다면 참으로 좋은 태교가 되리라 생각한다.

평소 차를 좋아하는 필자의 기억속에 오래 남아 있는 차
시 한 편이 있어 적어본다. 김혜숙 씨가 쓴 '차를 권하며'
라는 시인데 많은 사람들에게도 이 시를 소개한 적이 있다.

사랑하는 사람을 위하여
한 잔의 차를 달일 수 있는 여자는
행복하다

첫 햇살이 들어와
마루 끝에서 아른대는
청명한 아침

무쇠 주전자 속에서
낮은 음성으로 끓고 있는 물소리와
반짝이는 다기(茶器) 부딪는 소리를
사랑하는 사람에게 들려줄 수 있는 여자는
행복하다

정결하게 씻은 하얀 손으로
꽃쟁반 받쳐들고

사랑하는 사람 앞으로
걸어나갈 수 있는 여자는
행복하다

고단하고 가엾은 우리들의 삶
그 온갖 시름들
잠시 잊고
사랑하는 사람에게
가장 은밀하고 그윽한 향기를 권하며
행복하다고 말할 수 있는 여자는
행복하다.

기도하는 마음

대승불교의 경전 가운데 『법화경』이 있다. 그 속에는 보문품이 있는데 이를 흔히 관음경이라고 부르기도 한다.

『관음경』에 이런 구절이 있다.

"만일 어떠한 여인이 아들을 낳기를 원하여 관세음보살님께 예배하고 공양한다면 곧 복덕과 지혜가 있는 아들을 낳을 것이다. 만일 딸 낳기를 원한다면 곧 단정하고 예쁜 딸을 낳을 것이다. 그는 전생에 덕을 심었기 때문에 많은 사람들이 사랑하고 귀여워 할 것이다. 무진의여 관세음보살은 이러한 힘이 있다."

우리나라는 불교를 처음 받아들이면서부터 관세음보살을

신봉하는 관음신앙이 민중들에게 확산되었다. 그러다 보니 관음신앙이 대종을 이룬다 해도 과언이 아니다.

신라 때의 김무림도 관세음보살 앞에 아들 낳기를 발원하여 자장 스님이 태어났다. 일반적으로 아들을 선호하였던 우리네 관습으로는 아들이 없으면 불보살에게 기도와 생남불공(生男佛供)을 올려 아이가 태어나게 하곤 하였다.

그러면서 또 안태불공이란 것을 한다. 이는 새로 태어날 목숨이 어머니의 안에서 편안히 안착하여 자랄 수 있도록 기원하는 것이다. 새로운 생명은 깨끗한 영혼을 가진 이에게는 쉽게 안착한다.

그러므로 좋은 영혼이 올 수 있도록 깨끗한 영혼을 가지는데 노력을 다해야 한다. 깨끗한 영혼을 가지기 위한 노력으로 그 첫째가 기도를 하는 것이다. 기도를 하게 되면 내 마음자리가 밝은 빛으로 충만해질 수 있기 때문이다.

특히 여러 기도 중에서도 관음기도를 권하고 싶다. 관음은 관세음보살을 줄여서 부르는 말이다. 관세음보살이란 세상의 모든 소리를 들을 수 있는 자비의 상징인 보살을 뜻한다.

'관세음보살' 하는 단순한 이 한 마디를 소리내어 염송만 해도 마음속에 일어나는 다른 잡생각이나 망념을 떨쳐버리고 내 스스로 마음을 청정하게 할 수 있다. 그러한 염력(念力)은 새로운 영혼이 나에게 올 수 있도록 하는 좋은 바탕이 된다.

사람은 언제 어디서나 항상 생각속에 있다. 그러나 그 생각이란 것은 '나'라는 관념의 틀을 벗어나지 못하는 속성을 가지고 있다. 나라는 속에는 어두운 마음이 앞서게 되고 그러다 보면 번뇌의 갈등 속에 빠져들게 마련이다.

"진리를 따르고 법을 따르는 이들이여, 만약 헤아릴 수 없는 많은 중생들이 갖가지 고통과 번뇌에 쌓여 괴로움을 당하고 있을 때 그 마음을 하나로 모아 관음의 이름을 부르면 관세음보살님께서 고통중에 있는 중생들의 소리를 듣고 고통에서 벗어나게 하리라."

이렇듯 관음의 자비는 지극한 것이다.

만약 괴로움의 한가운데 있다면 그 괴로움을 이겨내는 가장 빠른 것이 관음기도가 되겠다.

그러므로 "고통 중에 있는 이들이여, 한 마음 한 뜻으로 마음을 집중하여 관세음보살을 염하라." 하였다.

우리는 우리들의 마음 속에 있는 진리의 소리, 청정한 법신의 목소리를 들어야만 고통에서 벗어날 수 있다.

기도하는 마음은 진리의 바다속 아름다운 진주와 같은 것이다.

기도하는 마음은 영겁과 하나되는 마음을 키우는 일이다.

우리는 기도 속에서 충만한 생명의 에너지를 찾아야 한다.

기도를 할 때는 반드시 확고한 신념을 가져야 한다. 그대로 믿고 실천하면 반드시 원하는 바를 성취할 수 있다.

그리고 확고한 신념을 위해서는 몸과 마음이 깨끗하여야 한다.

기도하는 마음은 공양하는 마음이다. 나 보다는 이웃을 위하고 섬기는 마음에서 자비심은 일어나게 된다.

기도하는 마음은 진리를 찾아가는 여로이다. 진리를 아끼고 사랑하고 실천하려는 의지가 쌓이고 모이는 속에서 훌륭한 인격은 이루어지는 것이다.

기도하는 마음은 참회하는 마음이다. 하염없이 살아온 지난날에 대한 참된 참회는 현재를 중요하게 여기게 되고 밝은 내일을 약속하는 힘이 된다.

기도하는 마음은 뜬 구름 같은 번뇌를 다스리고 어리석음 속에서도 벗어나게 한다.

또한 하염없이 일어나는 생각들을 한결같이 다스리는 일이 바로 기도이며, 그 많은 생각 속에서도 오로지 관세음보살을 염하기만 하면 된다.

기도하는 마음은 지혜가 깊어지게 한다. 기도를 하면 마음 위에 떠있는 미망의 번뇌가 소멸되고 그러면 자연히 지혜의 자성이 드러나게 된다.

기도하겠다는 뜻 자체가 올바른 인격을 갖추게 하는 밑거름인 것이다.

원력소생 1

좋은 사람이 태어나도록 기도하는 것을 원력소생(願力所生)이라고 한다. 원력소생의 종류에는 부모가 원을 세워 훌륭한 2세를 두고자 하는 경우와 영혼 스스로의 원력으로 어느 생에 태어나고자 원하여 태어나는 경우가 있다.

자기의 원에 의한 원력소생의 표본이 석가모니 부처님이시다. 이렇게 자기의 원에 의한 원력소생인 경우에는 스스로가 한 생을 살아가는 동안 크나큰 원력을 실천한다.

『현우경(賢愚經)』에서는 삼아승지겁 수행에 대해 부처님께서 이렇게 말씀하셨다.

"나는 삼아승지겁 동안 부지런히 고행을 행하였고 백 겁

동안 복을 닦았느니라. 첫 아승지겁에는 팔만 팔천 부처님께 공양하였고, 가운데 아승지겁에는 구만 구천 부처님께 공양하였으며, 뒤의 아승지겁에는 십만 부처님께 공양하였느니라.

출가하고 계를 지켜 지계바라밀의 수레와 육바라밀의 수레를 구족하였으며, 인욕의 갑옷을 입고 보리수 아래 금강좌에 앉아 마왕을 항복 받음으로써 불도를 이루었느니라."

붓다는 자신의 전생에 대해 이야기했다. 그는 전생에 코끼리였다. 어느 날 밤 숲에 불이 나 불길은 거세게 퍼져 나갔다. 동물들이 살 길을 찾아 달리는데 코끼리 또한 달리고 있었다. 그러다가 아직 불길이 닿지 않은 어느 나무 밑에서 잠깐 멈추었다. 그가 나무 밑에서 쉬기 위해 자리를 잡으려는 찰나, 조그만 생쥐 한 마리가 코끼리의 들어 올린 한 쪽 발 밑으로 기어들어 왔다.

코끼리는 발을 내릴 수가 없었다. 왜냐하면 불쌍한 생쥐가 밟혀 죽을 것이기 때문이었다.

붓다의 말에 따르면, 코끼리는 자비심으로 인해 발을 내려 놓을 수 없었던 것이다. 다시 불길은 사방을 에워쌌다. 코끼리는 가능한 한 오랫동안 생쥐의 목숨을 보존하기 위해 자신의 목숨을 내걸었다. 하지만 결국 그들은 둘 다 불길에 타 버렸다. 붓다는 이렇게 말한다.

"나는 그 코끼리였다. 나는 자비심으로 인해 불성을 꽃피우게 되었다."

부처님은 현우경에서도 밝혔듯이 오백 생이라는 엄청난 세월을 오로지 보살의 마음으로 수행하였다. 그것을 비원(悲願)이라고 한다. 그런 크나큰 비원이 있었기에 진리를 발견하였고 또 인류의 등불로써 역사에 영원히 빛날 수 있는 것이다.

땅속에 몸을 감춘 여인

먼 옛날 옛적에 마음씨 착한 여인이 있었다. 어느 겨울철이었다. 몹시 추운 날씨인데도 옷을 걸치지 못한 채 떨고 있는 사람을 보고 여인은 가여운 생각에 어찌해야 할 줄 몰랐다.

보다 못한 여인은 자기 옷을 벗어 주었다. 결국 자기는 입을 옷이 없어 궁리 끝에 땅을 파고 그 속으로 들어가 몸을 감추었다. 모진 추위는 사정없이 몰아쳤다. 여인의 몸은 꽁꽁 얼어붙었다.

그러나 여인은 조금도 후회하지 않고, 오히려 환희의 자비심으로 참고 있을 뿐 괴로운 내색을 하지 않았다. 이때

151

원력소생 1

부처님이 나타나 여인을 위로하면서

"착하도다 착하도다, 선녀여. 그대는 옷을 벗어 남을 주고 땅속에 몸을 감추었으니 이름하여 '지장(地藏)'이라 부르리라."

하였다. 이에 여인은 크게 발심하여 큰 서원을 세웠다.

'이 세상에서 고통 받는 모든 중생을 위해 지옥을 다 없애고 끝없는 세상에 이르기까지 저들 중생을 모두 제도한 다음에 부처를 이루리라.'

보살행을 닦을 때 여인의 몸으로 나타난 지장보살의 이야기이다.

다 같은 물이지만 뱀이 먹으면 독을 만들고, 소가 먹으면 우유를 만든다. 다 같은 마음이지만 어질고 착하고 성실한 마음은 나와 동시에 이웃들에게 행복을 안겨 준다. 이렇게 스스로의 원력으로 태어난 사람들 중에는 석가모니 부처님 외에도 역사를 빛낸 큰 인물들이 많이 있다.

원력소생 2

원력소생의 종류 중에 하나인 부모가 원을 세워 훌륭한 사람이 태어나도록 하는 것에 대해 알아보자.

오늘날 과학이 아무리 발달했다지만 우수한 사람, 훌륭한 사람이 태어나게 하지는 못하고 있다. 유엔에서, 노벨상을 제일 많이 받았다는 유태 민족을 집중 연구하였지만 별 뾰족한 답변을 얻지 못했다 한다. 아직도 일부에서는 정자은행 같은 것을 설치하여 이십여 년 넘게 연구하고 있지만 시원한 결과가 없는 것 같아 안타깝다.

그러나 동양에서는 오래전부터 정신세계를 중요시 여겼다. 또 그것을 실천하므로써 훌륭한 2세를 둔 경우가 있다.

실례를 들어보자.

인류의 스승 가운데 공자를 모르는 사람은 없을 것이다.

공자가 태어난 것은 기원전 551년이다. 그의 아버지는 숙량흘(叔梁紇)이고 어머니는 안(顔)씨이다. 태어난 곳은 노(魯)나라의 창평향(昌平鄕)이다.

그의 어머니 안씨는 불과 열 일곱 살 처녀의 몸으로 니구산에 들어가 삼 년간 천지신명에게 인류의 스승이 될 만한 훌륭한 아이를 갖기를 소원하며 기도하였다. 그래서 태어난 이가 공자이다. 그러나 공자는 어려서부터 몹시 열등감에 젖어 있었다.

그 이유는 그의 아버지와 어머니가 부정한 관계에서 그를 낳았다고 생각했기 때문이다. 공자가 태어났을 때 공자의 아버지는 육십이 지났고 또 배다른 누나가 이미 아홉이나 있었다고 한다. 물론 그때의 결혼 풍속이 지금과는 다른 때였다고는 하지만…… 그러나 저러나 열 일곱 살 먹은 처녀의 당찬 집념으로 공자는 태어났고 그의 원력대로 인류의 스승이 되었다.

우리나라의 양산 통도사는 자장 스님이 창건한 절이다. 삼국유사를 들춰보면 이런 기록이 시선을 끈다.

자장은 김씨이고 그 당시 진골(眞骨)이라는 왕족이었다. 그의 아버지 김무림(金茂林)이 벼슬을 하며 지냈지만 나이 사십이 지나도록 슬하에 자녀가 없었다. 그리하여 대를 이을 아들 낳기를 원하여 삼보에 귀의하고 천수천안 관세음보살에게 아들 낳기를 바라며 기도를 올렸다.

'만일 나에게 일점 혈육을 점지해 준다면 불법의 진량(津梁 : 대들보)이 되도록 하겠다'는 원을 세웠다.

어느 날 김무림이 기도를 올리는데 비몽사몽간에 별 하나가 떨어져 내려오는 모습을 보았다. 그 후 태기가 있었고 태어난 아이가 자장이다.

과연 자장의 인물 됨됨이는 특별하여 신라에서는 제상의 자리를 임명하였으나 거절하였다. 오로지 일생을 수행생활에만 전념하여 역사에 남을 많은 업적을 쌓았다.

원력소생 3 (청소년의 태교)

석탄이 다이아몬드가 되기까지는 참으로 많은 시간이 필요할 것이다. 그것은 서서히 변하는 자연의 섭리를 따라야하기 때문이다. 그와 마찬가지로 훌륭한 사람이 태어나게하기 위해서도 많은 지혜로운 노력을 기울여야 한다.

그 가운데 좋은 방법 중 하나가 부모의 원으로 아이를태어나게 하는 방법이다.

남자나 여자아이들은 열서너 살만 되어도 내가 남자다여자다 하는 자각현상이 일어난다. 그때는 마음의 때도 적고 욕망도 적고 번뇌도 적어 영혼이 순수하고 깨끗한 상태이다. 그때부터 좋은 아이를 낳기 위한 마음의 준비를 하는 것이 좋다.

마음속에 스스로 뜻을 세우고 뜻에 상응하는 노력을 하여야 한다는 것이다. 필자가 밝히고자 하는 원력소생의 본질은 어려서부터 어질고 착하고 능력있는 2세를 두고자 하는 염원을 스스로가 가져야 한다는 것이다.

미성년의 시기에 있는 남녀가 훌륭한 2세를 두고 싶다는 생각을 한다면 대충 아래와 같은 항목에 관심을 두어야 한다.

1. 머리에 물을 들이지 말라

우리 동양인은 원래 검은 머리다. 그런데 오늘날 어린 학생들이 멋을 낸답시고 머리에다 갖가지 색의 물감을 칠한다. 그것은 그만큼 마음속에 허황한 기운이 많다는 것이다.

머리에 물감을 칠한다고 하여 더 아름다워지는 것은 아니다. 호박에 줄 긋는다고 수박이 되는 것은 아니지 않는가? 금발의 서구아이들이 이런 우리를 보면 얼마나 조롱할까 염려스럽기까지 하다.

그러나 자라는 과정에서 충분히 있을 수 있는 일이며 또 그 또래에는 그런 일과성 유행에 젖을 수도 있는 일이라고 쉽게 생각할 수도 있다. 그러나 그것 하나의 모습에서 지금 그 사람의 정신적 자세를 깊이 엿볼 수 있기 때문에 염려스러운 것이다.

2. 배꼽티를 입지 말라

아름다워진다면 못할 것이 없을 정도로 대담성을 보이는 것은 결국 자기 모순(?)을 송두리째 드러내 보이는 일이 된다.

배꼽은 생명선이다. 그 마지막까지를 드러내 보여 아름다워지겠다는 것은 누가 봐도 정상적으로 보이지는 않을 것이다. 삐뚤어진 유행에 어설프게 편승하는 그 자체는 그만큼 마음이 공허하다는 것이다. 마음이 공허하면 결국 불안한 인격을 조성하게 된다.

3. 바지를 신고 다니지 말라

요즘은 여학생들도 바지를 입는다. 그런데 바지를 무릎이나 허벅지, 심지어는 엉덩이까지 찢어서 입고 다닌다. 또 긴 바지를 엉덩이에 걸쳐 아예 신발 신듯 하고 다닌다. 그들은 예쁘다고, 아름답다고 광적인 손짓을 할지 모르지만 필자가 보기엔 불안스럽기 짝이 없는 옷 매무새이다.

아름다움이란 조화에서 비롯된다. 아무리 불균형의 미가 존재하는 시대라 해도 그것은 특수한 상황에서만 받아들여질 수 있는 부분이다.

4. 남자친구와 함께 캠핑 가지 말라

한창의 사춘기에 접어들면 여자친구 또는 남자친구와 마음껏 놀고 싶은 충동을 가질 수도 있다.

그러나 사람이라면 누구나 자기의 생각이 일어나는 대로 다 행동할 수는 없다. 어디까지나 사회의 밑바탕이 되는 기본적인 도덕과 질서는 서로가 지켜 주어야 한다. 그와 반대로 자기의 욕망이 일어나는 대로 하다 보면 그곳에는 파멸이라는 허무가 웃으며 기다리고 있을 뿐이다.

이러한 욕망을 다스릴 줄 아는 이야말로 큰 그릇이 될 수 있는 사람이다.

5. 술을 마시지 말라

청소년 시기에는 심성이 나약하여 어떤 유혹에든 쉽게 물이 들 우려가 많다. 더욱이 술이란 이성을 마비시키는 속성이 있어 술을 마시게 되면 판단력이 흐려지고 자재력을 잃게 되어 잘못된 일을 저지르기가 쉽다.

뿐만 아니라 한창 성장하고 있는 육체에 나쁜 영향을 끼쳐 일생의 건강에도 많은 문제를 일으킬 수도 있다.

술은 성인이 된 후에 학교 선생님이나 아버지로부터 배우는 것이 가장 좋은 방법이다.

6. 도박을 하지 말라

요즘은 학교 주변에도 오락실이 있어서 게임으로 도박을 하기도 한다. 도박은 어디까지나 도박이다. 정상적인 노력으로 정당한 보수를 받아야 건전한 삶을 누릴 수가 있다. 오락실에 있는 비록 200원 짜리 게임이라 하더라도 그것은 결코 건전하다고 볼 수가 없다.

청소년 시기에 그런 한탕주의식 사고를 가진다면 앞으로의 삶에서 성실성을 찾기란 힘들 것이다.

7. 거짓말을 하지 말라

거짓말은 바르지 못한 인격에서 비롯된다. 거짓말은 스스로 자신의 인성(人性)을 망치는 일이 된다. 거짓말을 하는 사람은 마음에 어두운 그림자가 많기 때문에 거짓말을 하게 되는 것이다.

거짓말은 또 다른 거짓말을 낳게 되고 자기의 인격을 비하시키는 일이 된다. 바른 말 옳은 말 정의로운 말만 하여도 일생은 모자라지 않은가?

8. 낚시나 살생을 하지 말라

요즘은 레포츠라는 미명 아래 낚시나 사냥을 즐기는 사람들이 많아졌다. 그것은 다른 생명의 목숨을 빼앗음으로 자신들의 즐거움을 찾겠다는 것인데, 그렇다면 다시 한 번 생각해 보자.

만약 사람을 두고 그러한 레포츠를 즐기겠다는 무리들이 있다면 어떠한 일이 벌어질까. 입장을 한 번 바꾸어 생각해 볼 일이다.

살아 있는 목숨을 죽이는 일이야말로 악업 중에서도 제일 큰 악업을 짓는 일이다. 누구나 자기의 목숨은 귀중하게 여긴다. 지렁이도 밟으면 꿈틀거린다고 하지 않는가?

대승범망경에서는 남의 목숨을 내가 직접 살생하거나, 남을 시켜 살생하거나, 다른 이들이 살생하는 것을 보고 즐거워 하여도 악업을 짓는 것이 되므로 철저히 피하라고 하였다. 오히려 죽어가는 목숨을 보게 되면 그것을 자신이 가진 능력껏 구해줄 수 있도록 노력하라고 권했으며 또한 방생을 하도록 권하였다.

나의 목숨이 소중하다면 다른 목숨 또한 소중하다는 것을 잊지 말아야 한다.

9. 부모님의 말씀을 거역하지 말라

이 세상의 인연 가운데 제일 지중한 인연이 바로 부모와 자식과의 인연이다. 그토록 지중한 인연은 일곱 번이나 윤회 전생하면서 서로 만나게 된다고 경전에서는 역설하였다.

이렇게 남다른 인연으로 만난 사이가 바로 부모이다. 그러므로 자식은 부모의 뜻을 따르는 것이 자식으로서 마땅히 해야 하는 효도일 것이다.

더러는 부모 자식 간의 의견 차이가 너무 커 고민하는 청소년들이 있다. 아무리 격변하는 사회현상 탓이라고 하더라도 서로가 생각을 좁히려는 최소한의 노력은 해야 할 것이다.

물론 아버지의 세대는 보수적 성향을 가지고 있다고 볼 수 있다. 그러나 자식이라면 마땅히 부모의 뜻을 받드는 것이 사람된 근본 도리이다.

10. 사치와 낭비를 하지 말라

사람은 누구나 풍요를 누리길 원하고, 또 마음껏 게으름도 피워 보길 원한다. 그리고 지금의 모습보다 더 잘 사는 양 허세를 부려 보고도 싶어한다.

사람의 마음속에 묻혀 있는 욕망은 한도 없고 끝도 없다. 그 끝없는 욕망을 다 충족시킬 수는 없는 것이다. 이 세상 그 누구도 하고자 하는 것을 다 할 수는 없다. 그러므로 현실에 만족하는 지혜를 기르는 것이 참다운 행복을 발견하는 지름길이다.

분수를 아는 것이 자기를 아는 것이고 바로 그곳에 우리네 삶의 행복이 숨어 있다.

11. 마약을 하지 말라

청소년들에게는 쉽게 접할 수 있는 본드나 대마초의 흡연은 불행을 부르는 급행열차라 할 수 있다. 한 번 빠져들면 습관이 되어 쉽게 헤어나지를 못한다. 그러다 보면 일생을 불행하게 보낼 수 있다는 것은 불 보듯 뻔하다.

담배 역시 마약의 한 종류이다.

청소년 시절의 흡연은 미성숙한 육체와 정신에 치명적인 상처를 남길 수도 있다.

12. 연애를 하지 말라

이 세상은 모두 인연으로 이루어져 있다. 그러므로 자기의 인연(일생의 동반자)은 어디엔가 반드시 있게 마련이다. 그러므로 굳이 서둘러 찾지 않아도 만나게 되어 있다.

그러나 많은 청소년들이 사랑이라는 열병에 한 번 쯤은 가슴앓이를 하게 된다. 또 그 사랑이라는 것에 많은 시간과 정열과 노력을 투자하는 경우도 있다. 그렇다고 하여 그 사랑이 꼭 나쁘다고만 하는 것은 아니다. 다만 청소년 시기는 자신의 일생을 준비해야 하는 시기란 것을 잊지 말라는 것이다.

자신의 참된 행복을 꿈꾼다면 자신의 성장을 위한 노력에 스스로가 아낌없는 노력과 실천을 해야 할 것이다.

다만 연애를 자제하라는 것은 청소년기에는 이성(理性)의 힘 보다는 감정의 힘이 더 강하다. 이로 인하여 충동적인 행동을 저지를 수 있는 확률이 높기 때문이다.

13. 할아버지 할머니께 문안 인사를 드려라

지금의 우리나라는 핵가족 시대라 할아버지 할머니와 떨어져 사는 집이 많다. 그러나 할아버지 할머니와의 좋은 인간 관계는 청소년의 인격형성에 튼튼한 밑거름이 될 수 있다.

조금 빗나간 이야기지만 할아버지 할머니가 귀여운 손자 손녀가 보고 싶어 멀리서 찾아오면 당연히 그 만남은 기쁨의 만남이 되어야 한다. 그런데도 불구하고 너무 어색한 만남으로 변하는 경우가 허다하다.

또 만났을 때 서로가 나눌 수 있는 대화는 너무나 궁핍하다. 그러다 보니 만났다 하더라도 서로가 민숭민숭 하기가 쉽다. 모든 할아버지 할머니들은 자기의 손자 손녀가 건강하게 학업에 열중하는 것을 보며 또 그것을 삶의 보람으로 여기며 살아간다. 그러나 손자 쪽에서는 외려 부담스러워 하고 짐으로 생각하는 경우가 많다.

솔직히 말해 자기의 할아버지 할머니와의 인간 관계를

도외시 하는 그 인간 됨됨이는 더 말할 필요가 없을 것 같다.

할아버지 할머니를 일주일에 한 번 정도는 찾아 뵙는다든지 아니면 전화로 문안 인사라도 드리자.

14. 자신의 용돈을 아껴서라도 할아버지께 드려라

세상을 살아가면서 제일 중요하다고 생각되는 것 하나가 인간관계이다. 자기와 소중한 인연이 있는 사람과의 관계가 화목하다면 그의 삶은 성공적이라 할 수 있다.

연세가 높아지면 마음은 적막해지기 마련이다. 할아버지께 차 한 잔 값의 돈이라도 드릴 수 있는 손자라면 할아버지는 돈의 무게 보다 백 배나 더 큰 손자의 따스한 마음에 감동될 것이다.

반드시 많고 큰 것만이 좋은 건 아니다. 비록 작고 약소하다 하더라도 진실한 정성과 사랑을 담고 있다면 그것으로 족한 것이다.

자기의 용돈을 아껴서라도 할아버지 할머니께 용돈을 드릴 수 있는 따뜻한 인격의 청소년이 되자.

15. 한 끼의 식사비를 아껴 배고픈 친구에게
점심을 사주어라

사람은 사람과 더불어 살아야 한다. 이 세상에 독불장군이란 없다. 친구로부터 신임을 받는다는 것은 자기의 삶을 행복하게 만드는 데에도 절대적 도움이 된다.

남의 불행을 보고 외면하는 이는 결국 자신의 불행을 만드는 것과 같다.

아무리 가난뱅이라 해도 일생을 가난하게만 보내지는 않는다. 권력가 역시 마찬가지로 일생 권력을 가질 수 있는 건 아니다.

한 세상 살아가면서 제일 귀한 동반자는 바로 참된 친구이다. 참된 친구란 어려울 때 서로 도와주는 친구이다. 돈이 있을 때 모여드는 이들은 지나가는 바람일 뿐이며, 어려울 때 마음을 모아주는 친구야말로 참된 친구이다.

위와 같은 생각으로 인생을 살아가는 사람들이라면 원력 소생으로 얼마든지 좋은 자녀를 둘 수 있다.

지능도 우수하고 인성도 풍부한 훌륭한 자녀를 두기를 진정으로 원한다면 그가 원하는 만큼, 실천한 만큼의 맑은 영혼을 지닌 이가 자신의 자녀로 인연 맺게 될 것이다.

명상하는 방법

사람마다 살아온 길이 다르고 배운 바가 다르고 생각하는 것이 다르기 때문에 여러 가지 차이가 있을 수 있다. 그러므로 많은 이들에게 명상을 권하기도 하는 것이다.

그러나 아무런 생각없이 고요히 앉아 있다고 하여 다 명상을 하는 것은 아니다.

명상이란 생각을 해야 하는 일이므로 방법 또한 좋아야 한다.

오늘날 우리 주위에는 명상이란 이름으로 갖가지 비명상적인 것이 난무하므로 주의를 기울여야 한다. 명상이란 스스로가 영혼을 깨끗이 하는 방법이다. 명상에는 종류도 많고 스승마다 다르게 가르치기도 한다.

사실 명상을 하겠다는 마음을 가진 그 자체만으로도 그 인격의 절반은 성공한 것으로 생각해도 좋을 것이다. 물론 시작도 중요하지만 처음 시작할 때의 마음 그대로를 잘 지속하는 것이 무엇보다 중요하다. 또 오랜 세월 동안 끊임없는 실천도 뒤따라야 한다.

또 명상을 굳이 원력소생의 방편으로만이 아니라 살아가는 동안 계속할 수 있다면 삶의 활력소를 찾는데 많은 도움이 될 것이다.

이 세상의 주인은 사람이다. 사람의 육체도 중요하지만 정신 역시 중요하다. 육체는 아무리 오래 살아도 백 년을 못 살지만 정신(영혼)은 영원을 산다. 그러므로 영혼의 다스림이 더욱 중요한 것이다.

혹자는 명상한다 또는 영혼을 깨끗이 한다고 하면 그게 뭐 그리 중요한 일이냐고 생각할지도 모르겠다. 그렇지만 사람으로서 그의 정신이 깨끗하지 못하다면 올바른 인격자가 될 수 없다.

불교에서 바라보는 인간의 됨됨이는 신체적 능력이 큰 것, 또는 지능이 높은 것에도 비중을 두지만 그 마음에 번뇌가 얼마나 적으냐에 더 큰 관심을 둔다.

영혼이 밝은 사람은 그의 내면 또한 밝은 빛으로 가득하다. 이럴 때 갖는 충만한 빛과 존재의 행복감은 이루 말할 수 없을 정도의 경지를 이루게 된다. 또 영혼이 깨끗한 사람은 삶을 고귀하게 형성시킬 수 있다.

인류의 스승이라 칭하는 석가나 공자는 육신을 위한 노력 보다는 영혼의 깨끗함을 위한 노력에 더 많은 비중을 두었다. 그렇기 때문에 영원한 인류의 스승으로 남아 있는 것이 않을까.

어느 책에 이런 기록이 있다.

'인간의 마음에는 사백만 년에 걸친 동물의 기나긴 진화 과정이 내재해 있다.'

이 뜻은 사람의 마음이 어두움에 싸여 있음을 말한다. 그러나 그 마음을 감싸고 있는 어두움은 마치 밝은 태양 앞에 있는 구름과 같다. 아무리 밝은 태양의 위력도 구름 앞에서는 그 역할을 다 하지 못한다. 그러나 구름이 흩어지고 나면 밝은 태양은 다시 나타난다.

그와 같이 사람의 마음(영혼)도 본래 깨끗하여 영원한 생명력을 가지고 있다. 그렇지만 번뇌라는 먹구름이 마음 속에 있을 때는 영혼도 그 위력을 다 할 수 없다.

영혼이 깨끗한 사람은 훌륭한 2세를 둘 수 있다.

영계(靈界)에 있는 많은 영혼들이 이 세상을 올 때 그들은 부모라는 힘을 빌리지 않으면 올 수 없다. 그렇기 때문에 스스로 부모를 찾아 나선다. (물론 그 자체가 전생 업의 힘을 바탕으로 한 것이지만) 다겁생을 살아오는 과정에서 우리는 갖가지 많은 인연을 지어 왔다. 그래서 이 생에서 다시금 많은 인연들을 맺게 되는 것이다.

영혼은 그 가운데에서 하나의 인연을 빌리게 되며 영혼이 깨끗한 이에게는 고급 영혼이 깃들게 되어 있다. (여기서 말하는 고급 영혼이란 과거 업보 중에서도 선업을 많이 지어 업이 가벼운 이를 뜻한다.) 결과적으로 말해서 명상을 하는 목적은 첫째 자기의 인격 향상에 있고 둘째는 훌륭한 2세를 두는데 목적이 있다고 할 수 있다.

그러면 먼저 명상하는 방법에 대해 알아보자.

먼저 편안히 앉는다.

의자에 앉아도 무방하고 바닥에 앉아 책상다리를 하여도 좋다.

다만 선입견의 생각은 어떠한 것도 가지지 않는 게 좋다.

시간은 식사 후 두어 시간이 좋다.

앉는 자세는 척추를 쭉 펴고 손은 양 무릎 위에, 손바닥을 위로 하고, 엄지 손가락은 중지 손가락과 가볍게 맞닿으면 된다. 이때 옷차림은 편안한 것이면 좋다.

남을 의식하지 않는게 좋고 스스로 명상한다는 생각까지

지울 수 있다면 더욱 좋다.

편하게 앉아 허리를 쭉 펴고 척추는 일자가 되게 한 후 고개를 들면 어깨가 자연스레 펴진다.

그때, 심호흡을 한다.

들이쉬는 숨의 폐활량을 최대로 하여 천천히 들이 쉰다. 그리고 숨을 멈춘 후 멈출 수 있을 때까지 멈추었다가 자연스레 내 쉰다. 또 내쉴 때와 들이 쉴 때의 시간을 같이 하고, 숨을 들이 쉬고 멈추고, 내 쉬고 하는 시간은 가지런하게 하는 것이 좋다. 물론 호흡은 이같은 방법 외에 다른 방법으로 익힌 바가 있다면 자신이 평소에 하던대로 해도 무방하다.

이런 호흡을 열 차례에서 스무 차례 정도 하고 나면 자연히 머리에는 아무 생각이 없고 몸 역시 어디에도 힘이 들어가지 않는 편안한 상태가 된다.

그 다음으로 본격적인 명상에 들어간다.

처음은 어릴 때의 기억을 떠올린다.

아주 어릴 때까지 내려가서 기억해 낼 수 있는 가장 어린 유년의 기억까지도 더듬어 낸다.

대개의 경우 그 첫째가 어머니에 대한 기억일 것이다.

어머니야말로 자신의 생명을 있도록 한 지극히 소중한 인연이기 때문이다. 어머니와의 인연은 일곱 생을 거듭한다고 한다. 그 지극한 인연이 은혜로운지, 사랑의 결정인지, 아니면 업의 연결인지는 그 누구도 모른다.

어머니와의 기억이 젖 먹을 때부터 난다면 더욱 좋고 그 뒤라도 상관은 없다. 다만 가능한 한 가장 어린 유년의 기억을 떠올려야 한다.

그런 후에 좋지 않았던 기억을 찾아낸다.

만약 나는 젖이 더 먹고 싶었는데 어머니가 나에게 젖을 먹지 못하도록 한 기억이 있다면 그 기억을 들춰낸다.

예를 들어 나는 젖을 더 먹고 싶은데 어머니는 한사코 젖꼭지에 쓰디쓴 담배의 니코틴을 발라 나로 하여금 젖이 싫어지게 한 기억이 있다면 그런 기억까지도 떠올리는 게 좋다.

만약 서너 살이 되었을 무렵 외갓집에 가시는 어머니를 따라 가고 싶었는데 나를 집에 남겨 두고 어머니 혼자서 외갓댁에 가신 기억이 있어 섭섭했다면 그런 것도 떠올려야 한다.

만약 아이스크림이 먹고 싶었는데 어머니는 무슨 이유 때문인지 사 주시질 않아 섭섭했다면 그런 기억도 떠올린다.

만약 형에게는 새 양말을 신겨 주고 나에겐 형이 신던 헤진 양말을 기워서 신게 한 것이 언짢았다면 그런 기억도 떠올리는 게 좋다.

만약 몸이 허약하여 지은 탕약을 맛이 쓰다고 먹지 않으려 한다 하여 어머니가 매질을 하여 화가 났었다면 그런 기억도 떠올리는 게 좋다.

만약 유치원엘 다닐 즈음 무슨 영문인지 유치원엔 가기 싫어 우는 나를 어머니는 한사코 떠밀어 유치원엘 보냈던 일이 섭섭했다면 그런 기억도 떠올리는 게 좋다.

만약 유치원에 다닐 때 함께 다니던 친구의 주머니가 예뻐서 어머니에게 사달라고 하였으나 어머니가 사주지 않은 일이 있어 섭섭했었다면 그런 기억도 떠올리는 게 좋다.

만약 유치원의 선생님이 나만 미워하는 것 같아서 어린 마음에 어머니가 선생님을 찾아가서 만나주었으면 하였는데 어머니는 외려 선생님 편만 들어 나를 나무란 것이 섭섭했다면 그런 기억도 떠올리는 게 좋다.

만약 초등학교에 다닐 때 날씨가 너무 추워 학교에 가기가 싫었는데 어머니가 매정하게 야단을 쳐서 할 수 없이 학교에 갔었던 일이 섭섭했다면 그런 기억도 떠올리는 게 좋다.

만약 초등학교의 소풍 가는 날에 도시락 반찬이 싫어하는 것이라 기분이 엉망이 된 기억이 있다면 그런 기억도 떠올리는 게 좋다.

만약 초등학교의 운동회날에 다른 친구들은 어머니께서

오셨는데 나만 어머니가 오시지 않아 속상한 마음이 있었다면 그런 기억도 떠올리는 게 좋다.

만약 초등학교의 학예회 발표가 있던 날 어머니가 일이 있으시다고 참석을 하시지 않아 섭섭했다면 그런 기억도 떠올리는 게 좋다.

만약 초등학교 때 어머니의 심부름을 하느라 숙제를 다 하지 못해 선생님께 야단을 맞았던 기억이 있다면 그런 기억도 떠올리는 게 좋다.

만약 초등학교 때 가지고 싶은 연필이 있어 사달라고 하였는데 어머니가 결국 사주지 않아 섭섭했던 일이 있었다면 그런 기억도 떠올리는 게 좋다.

만약 초등학교 때 공부를 열심히 하여 우등상을 받았는데 어머니가 칭찬을 해주시지 않아 서운했다면 그런 기억도 떠올리는 게 좋다.

만약 초등학교 때 이웃에 사는 친구와 야외로 물놀이를 가려고 했는데 어머니가 허락을 하시지 않아 못 간 것이 섭섭했다면 그런 기억도 떠올리는 게 좋다.

만약 중학교 때 학업성적이 좋지 않다 하여 어머니는 매일 공부만 하라고 하셔서 어머니가 공연히 미워진 기억이 있었다면 그런 기억도 떠올리는 게 좋다.

만약 중학교 때 야구 하기를 좋아하였는데 어머니가 만

류하여 야구를 못하게 되어 어머니를 미워한 기억이 있었다면 그런 기억도 떠올리는 게 좋다.

만약 중학교 때 노래하기를 좋아하여 방에 좋아하는 가수의 얼굴 포스터를 붙여 놓았는데 어머니가 말도없이 일방적으로 없앤 일이 있어 섭섭한 기억이 있었다면 그런 기억도 떠올리는 게 좋다.

만약 중학교 때 얼굴에 여드름이 많이 돋아 피부과 치료를 받고 싶었는데 어머니는 남자가 되어 여드름에나 신경을 쓴다고 되려 야단치시며 병원엘 데리고 가지를 않아 섭섭한 기억이 있었다면 그런 기억도 떠올리는 게 좋다.

만약 고등학교 때 과외 수업을 받고 싶었는데 어머니의 만류로 과외를 받지 못한 것이 섭섭했었다면 그런 기억도 떠올리는 게 좋다.

만약 고등학교 때 친구들이 생일이라고 집으로 찾아와 함께 놀았는데 너무 떠들었다고 친구들이 돌아간 뒤 야단을 맞은 기억이 있다면 그런 기억도 떠올리는 게 좋다.

만약 고등학교 때 여자친구를 사귀고 싶었는데 어머니가 한사코 반대하셔서 여자친구를 사귀지 못한 것이 서운했었다면 그런 기억도 떠올리는 게 좋다.

만약 고등학교 때 여름방학 동안 시골에 사는 친구의 집에 놀러가고 싶었는데 어머니가 못 가게 하셔서 서운했었다면 그런 기억도 떠올리는 게 좋다.

만약 고등학교 때 자전거를 갖고 싶었는데 어머니가 만류하여 포기하였는데 그것이 못내 섭섭했었다면 그런 기억도 떠올리는 게 좋다.

만약 고등학교 때 열심히 공부했는데도 성적이 오르지 않는 것을 어머니는 또래의 친척과 비교하여 야단친 것이 섭섭했었다면 그런 것도 떠올리는 게 좋다.

만약 고등학교 때 외국으로 갈 기회가 있었는데 어머니의 반대로 못 간 것이 섭섭했었다면 그런 기억도 떠올리는 게 좋다.

만약 대학교 다닐 때 너무 늦게 귀가한다는 어머니의 나무람이 잔소리 하는 것으로 들려 서운했었다면 그런 기억도 떠올리는 게 좋다.

만약 대학교 다닐 때 할아버지의 제삿날에 참석하지 않았다고 어머니에게 호되게 꾸지람 들은 일이 섭섭했다면 그런 기억도 떠올리는 게 좋다.

만약 대학교 다닐 때 친구들과 어울려 술을 많이 마시고 귀가하여 어머니에게 혼난 일이 기억된다면 그런 것도 떠올리는 게 좋다.

만약 대학교 때 어머니에게 여자친구를 인사 시켰는데 어머니의 마음에 들지 않는다고 만류하신 게 마음의 멍울로 남아 있다면 그런 기억도 떠올리는 게 좋다.

이렇게 어머니와의 관계에 있어서 섭섭하였거나 마음에 남아 있는 모든 부정적인 어두운 그림자를 가장 어린 유년 시절부터 오늘 현재까지를 생각해 낸다.

그 다음은 다시 유년으로 돌아가서 어머니와 좋았던 일, 즐거웠던 일, 행복했던 일 등의 긍정적인 일 모두를 기억해 내야 한다.

만약 유치원을 가기 전에 어머니가 나에게 이야기를 많이 해 주셨던 기억이 좋았다면 그런 기억을 떠올린다.

만약 유치원을 가기 전에 어머니가 그의 큰 젖가슴에 나를 안아 주시던 것이 기분 좋았다면 그런 기억을 떠올린다.

만약 유치원을 가기 전에 어머니께서는 내가 원하는 것이면 다 해주시던 것이 즐거웠다면 그런 기억도 떠올리는 게 좋다.

만약 유치원에 다닐 때 어머니가 입혀 주신 옷이 예쁘다고 선생님께 칭찬을 받아 즐거웠다면 그런 기억도 떠올리는 게 좋다.

만약 유치원에 다닐 때 아침에 집을 나설 때는 비가 오지 않았는데 유치원이 끝나 집으로 돌아가려고 밖을 보니 비가 내렸다. 그때 어머니가 우산을 들고 창밖에서 기다리는 모습이 보여 무척 기뻤다면 그런 기억도 떠올리는 게 좋다.

만약 초등학교 다닐 때 어머니와 외갓집엘 가는데 형은 집에 있고 나만 어머니를 따라 갔었던 기억이 있다면 그런 기억도 떠올리는 게 좋다.

만약 초등학교 다닐 때 어머니가 마음에 드는 티셔츠를 사주셔서 행복했던 기억이 있다면 그런 기억도 떠올리는 게 좋다.

만약 초등학교 다닐 때 학업성적이 떨어져 꾸중을 들을까 걱정했었는데 어머니는 믿는다면서 꾸중을 하시지 않아 마음이 놓인 기억이 있다면 그런 기억도 떠올리는 게 좋다.

만약 초등학교 다닐 때 학교에서 돌아와 보니 어머니가 너를 위해 특별히 만든 만두라며 김이 모락모락 나는 만두를 먹게 해주셔서 맛있게 먹은 행복한 기억이 있다면 기억에 떠올려도 좋다.

만약 초등학교 다닐 때 바깥 놀이터에서 장난을 치며 놀다 보니 옷에 흙이 묻어 엉망이 되었다. 집으로 돌아 오면서 어머니에게 꾸중을 듣지 않을까 마음을 졸였는데 예상외로 웃는 얼굴로 등을 토닥이며 다음부터는 옷을 버리지 말라고 조용히 타이르시던 따스한 목소리를 기억에 떠올리는 것도 좋다.

만약 초등학교 다닐 때 보고 싶었던 만화책을 어머니가

허락하셔서 마음놓고 읽던 신나는 기억을 떠올리는 것도 좋다.

만약 중학교 다닐 때 날마다 옷을 반듯하게 손질해 주셔서 남다르게 옷을 깔끔하게 입었던 기분 좋은 기억을 떠올려도 좋다.

만약 중학교 다닐 때 가지고 싶었던 자전거를 어머니의 도움으로 가지게 되어 기분이 좋았던 기억을 떠올려도 좋다.

만약 중학교 다닐 때 소질이 없는 줄을 알면서도 내가 음악을 하고 싶어하는 것을 아시고는 어머니께서 음악을 하도록 주선해 주셨던 기분좋은 기억을 떠올려도 좋다.

만약 고등학교 다닐 때 성적이 떨어진 과목은 과외선생님을 찾아가서 충고를 구하시던 어머니의 고마운 마음을 떠올려도 좋다.

만약 고등학교 다닐 때 입시지옥에 시달려 힘겨워 하던 내게 어머니의 자상한 배려로 시골 할아버지댁에서 며칠 쉬게 된 행복감을 떠올려도 좋다.

만약 고등학교 다닐 때 입시의 강박감으로 불안했을 때에도 어머니가 드리는 기도를 생각하면 공연히 마음이 편안해지던 좋은 기억을 떠올려도 좋다.

만약 대학교 다닐 때 친구들이 떼를 지어 집으로 와도 부담없이 부드럽게 맞이해 주시던 여유로움을 기억하여도 좋다.

만약 대학교 다닐 때 사귀는 여학생을 집으로 데리고 왔을 때 그 학생의 장점만을 이야기 하시면서 격려를 아끼지 않던 어머니의 기억을 떠올려도 좋다.

만약 군생활을 하며 힘들어 할 때 따뜻한 마음으로 기도를 하시며 부처님의 말씀을 담아 종종 편지를 보내 주시던 고마웠던 기억을 떠올려도 좋다.

만약 군생활을 할 때 먼 길도 마다하지 않으시고 면회 왔을 때의 그 감격스런 만남을 떠올려도 좋다.

이와 같이 어머니가 나에게 해주셨던 고맙고, 자랑스럽고, 은혜스러웠던 기억으로 기뻤고, 즐거웠고, 행복했었다면 하나의 남김도 없이 샅샅이 기억해 내야 한다. 바로 지금까지.

그리고 아버지에 대한 명상도 해야 한다.

역시 처음에는 아버지와의 어렸을 적 부터의 부정적인 일을 먼저 기억해 내는 것이다. 좋지 않았거나 숨기고 싶었던 것이거나 기억에서 없애고 싶은 게 있다면 더욱 더 낱낱이 기억해 내야 한다. 어린 유년시절부터 지금 현재 이 시각까지. 그리고 다음에는 즐겁고 행복했던 기억들을 기억해 내는 것이다.

그 다음에는 할머니에 대한 기억을 역시 처음에는 부정

적인 것부터 그리고는 긍정적인 것을 기억해 낸다.

그 다음에는 할아버지에 대한 유년시절부터 바로 지금 현재까지의 좋지 않은 기억이 있다면 모두 기억해 내야 한다. 그 다음에는 즐겁고 기뻤던 일도 기억해 내는 것이다.

다음으로는 형이 있다면 형, 누나가 있다면 누나, 또 동생이 있다면 동생의 일까지 기억에서 살려낸다. 삼촌이나 이모, 고모가 계시다면 그분들의 일까지 기억해 내는 것도 좋다.

그 다음에는 나에게 영향을 끼친 친구, 선생, 선배, 후배까지 모두 나와 관계지어 진 인연은 모두 기억을 되살리는 것이 좋다.

이렇게 나와 소중한 인연이 있는 모든 분들과의 나쁜 것, 좋은 것, 모두를 기억해 내는 일이란 바로 내 영혼을 깨끗이 하는 작업에 큰 몫을 하는 것이다.

영혼이 깨끗해 진다는 것은 그만큼 자신의 삶이 상승하고 있음을 뜻한다. 이렇듯 임신하지 않은 상태에서도 이런 명상을 하면 장차 훌륭한 영혼을 가진 이가 나에게 오게 되는 것이다.

그런데 특이한 점은 이런 명상이 깊어지면 아직 결혼을 하지 않았더라도 결혼한 뒤 태어날 아이의 성별 직업 같은 것을 알 수도 있다.

이런 문제는 잘못 받아들이면 미신으로 취급될 수 있는 오해의 여지를 갖고 있다. 태교를 위한 명상은 믿고 실천하는 이에게는 실현이 가능하지만 믿지 않고 하는 둥 마는 둥 하는 이에게는 실현이 불가능해 질 수 밖에 없다.

이것은 아버지 어머니가 될 사람의 영혼이 깨끗해지면 허공계에 있는 영혼과 아무런 거리낌 없이 교신을 할 수 있기 때문에 내 아이가 언제 어느 때쯤 태어나게 될 것이라는 예언 쯤은 가능해진다는 말이다.

이렇게 태어나는 아이들은 IQ와 EQ가 분명 높을 것이다. 그 이유는 영혼이 깨끗하다는 것은 전생에 지은 업장이 작다는 뜻으로 풀이 되고 결국 업장이 작으면 IQ와 EQ가 높아진다고 보기 때문이다.

훌륭한 2세를 두고 싶다면 이러한 명상을 권하고 싶다.

그러므로 필자는 임신하고 나면 늦다는 지론을 다시 한 번 확신하는 것이다.

스님의 육아법

사람은 누구나 자녀를 훌륭하게 키우길 원한다. 그 평범한 소망은 빈부귀천과는 상관없이 한결 같으리라.

우리나라의 공교육은 유치원에서부터 시작된다. 이것은 어떻게 보면 늦은 감이 없지 않은가 생각된다. 외국의 어느 교육학자는 모든 것을 유치원에서 배운다고 했다. 그렇지만 옛말에 세 살 버릇 여든까지 라는 말도 있다. 이 말뜻을 곰곰히 살펴보면 참으로 엄청난 의미가 함축되어 있음을 알 수 있다.

세 살 까지 익혔던 버릇이 일생을 좌우한다는 이야기이다. 인간의 뇌는 어머니 배 안에서 20% 정도가 자라고 나머지는 세 살 까지는 다 자란다고 한다. 그러므로 세 살 버릇이란 말은 익어질 버릇은 그때까지 다 익어진다는 뜻이다.

미국 쪽에서도 과학자들이 이제야 유아교육의 중요성에 눈을 뜨고 있다. 태어나서 세 살 까지는 인성 형성의 중요한 기간으로 부모의 특별한 관심이 요구된다. 참으로 중요한 때이다.

현명한 어머니라면 아기에게는 본능적으로 어머니가 있어야 한다는 사실을 스스로의 체험으로도 알 수 있을 것이다.

아이가 울면 배가 고파 우는 것인지, 안아 달라고 우는 것인지, 아니면 공연한 투정인지, 몸의 어디가 불편하여 우는 것인지를 어머니는 직감적으로 알 수 있다는 말이다. 아이는 이때 모든 것을 스스로 배우는 시기라고 한다. 이러한 사실들은 과학적으로도 확인되고 있다.

아이를 기를 때 가장 근본적이고 또 기본이 되는 것은 사랑이다.

누가 자기 자식을 사랑하지 않으랴만 그러나 사랑도 표현 방법에 따라 다르게 받아들일 수 있는 것이다.

한 쪽에서는 인간의 성격은 유전자를 바탕으로 환경과 경험에 의해 형성된다는 주장을 하고 있다. 이것을 어느 만큼 믿어야 할지 많은 의문의 여백을 가지고 있는 주장이다.

'최근 과학자들은 아기가 가지는 생후 첫 3년 동안의 경험이 아기의 개성과 재능을 형성하는데 매우 중요하다는 사실을 밝혀 냈다. 어린 아이의 뇌를 양전자 방사 단층 촬영법(pet)으로 촬영하면 생후 첫 3년 동안의 경험이 얼마나 중요한지를 한 눈에 알 수 있다.'고 하였다.

1. 아이는 어머니가 직접 키워라

'신생아가 어머니를 처음 보는 순간 신생아 망막의 신경세포(뉴런)는 생체 전기망을 통해 두뇌시각 피질에 있는 신경세포와 연결되고 그 연결은 평생 지속된다. 엄마의 얼굴 모습이 신생아 뇌리에 영원히 각인되는 것이다.'

이 글을 의심할 사람은 많을 것이다. 그러나 사실이다.

미국 웨인 주립대학 소아과 신경생물학자 해리 추거니는 위의 사실을 뒷받침 할 수 있는 발언을 하였다.

"출생 순간부터 원시적인 뇌간(뇌간)과 피질에서 일어나는 활동을 측정할 수 있었고 2~3개월 때는 시각 피질의 활동이 본격적으로 타오르는 것을 관찰할 수 있었으며 6~8개월 때 전두엽 피질에 불이 켜지는 것을 관찰할 수 있었다."고 하였다.

아이는 태어나면 몸만 자라는 게 아니고 감정도 자란다.

더욱이 두뇌발달은 후천적 경험이 중요하다는 사실은 이제는 상식적인 이야기이다.

아기에게 있어서 어머니는 태양과 같은 존재이다. 어머니의 목소리, 숨소리, 말소리 하나하나도 놓치지 않으려는 게 아기이다. 어머니의 일거 일동은 아기에게 지대한 영향을 끼친다. 차분한 목소리와 행동으로 아기를 다룬다면 성장하여 차분한 아이가 될 것이고, 난폭하게 다룬다면 난폭한 아이로 성장할 것이다. 그러므로 현명한 어머니가 되는 것은 어렵고도 힘든 일이다.

미국 여성으로 최고의 연봉을 받는 브렌다 반즈(43세)는 그 유명한 회사 경영자의 자리를 내 놓고 가정으로 돌아갔다.

"남편과 자녀의 얼굴을 볼 시간이 없다. 아이들의 생일 파티를 비디오로 봐야 했을 때가 가장 슬펐다. 사는 게 아니고 가족들에게 죄를 짓는 것 같았다."라는 말을 남기고 어머니의 자리, 아내의 위치로 돌아갔다.

지난 해 있었던 일이다. 클린턴 대통령 부부가 직접 주재한 백악관 회의의 주제는 '갓난 아이의 두뇌 발달과 학습'이었다.

클린턴은 이 문제가 다른 어떤 것들 보다도 미국의 미래를 위해서는 중요한 일이라고 강조하였다.

"지난 10년간 유아의 지적, 정서적 발달에 관한 우리가 발견한 것들은 인류의 우주탐사와도 맞먹을 만큼 중요하고 가치있는 것들"이라고 말하기까지 하였다.

그러나 이 회의에서는 첫 돌을 지내기 전의 아이에게 부모가 가능한 한 많은 이야기를 들려 주라는게 주 내용이었다. 어찌 보면 사소하게 들릴지도 모른다. 아이가 이해를 하고 안 하고는 중요하지 않다는 것이다. 그냥 아이를 상대로 이야기를 나누거나 책을 읽어 주거나 노래를 불러주는 것이 아이의 두뇌 발달에 결정적으로 중요하다는 것이다.

그러나 한 가지, 라디오 TV는 좋지 않다는 것이다. 그러므로 아이의 정서 안정에는 어머니의 몫이 가히 절대적이라는 것만은 여기에서도 밝혀졌다.

2. 모유를 먹여라

이 세상에서 제일 아름다운 모습은 무엇일까? 하고 호사가들이 이야기 하기도 한다. 누구는 꽃이 아름답다, 누구는 여인의 누드가 아름답다, 누구는 미술품이, 누구는 골동품이, 그러나 이렇게 많은 이야기가 나왔으나 결국은 어머니가 아기에게 젖을 먹이는 모습이 제일 아름답다는 결론이 나왔다는 것이다. 젖은 생명선이다.

요즘은 그 생명선을 자기 자식에게도 먹이지 않으려는 편협한 이기심이 팽배하는 것 같아 안타깝기 그지없다.

이렇게 모유를 먹이지 않은 데는 미국의 벤자민 스포크

박사가 한 몫을 하였다. 그의 어설픈 육아론에 나오는 '젖
을 먹이면 아이가 이타심이 생기고 산모의 아름다움이 무
너진다'는 넋두리 때문이다. 스포크 박사의 그 이야기는
그렇지 않아도 아이로부터 해방되고 싶어했던 젊은 아기
엄마들에게는 참으로 신선한 복음 같이 들렸을 것이다.

스포크 박사는 이 말 한 마디 때문에 일약 세계적인 유
아교육자의 명성을 얻을 수 있었다. 그러나 되짚어보면 이
어처구니 없는 낭설 때문에 얼마나 많은 아이들이 불행한
유아기를 보내고 있을까.

최근에 미 소아과 학회(AAD)에서는 아기에게 최소한
생후 12개월 동안은 모유를 먹이되 첫 6개월간은 다른 음
료나 고체형 음식을 함께 먹이지 말라고 강력히 권고하고
있다. 그 이론은 그들이 생후 여섯 달 동안만 모유를 먹이
라고 권하던 입장을 바꾼 것이다.

의사들의 말에 의하면 아기에게 모유를 먹이는 것은 아
기를 각종 질병으로부터 보호 할 뿐만 아니라 어머니가 난
소암이나 폐경기 이전에 유방암에 걸릴 가능성을 낮추어
준다는 것이다.

그리고 또한 모유에는 지금까지 밝혀지지 않았던 수백
가지의 성분이 들어 있으며, 이것은 어떠한 방법으로도 모
방할 수 없는 것이라고 한다. 우리나라에서도 모유를 먹는

아기는 출생아의 25% 정도 밖에 되지 않는다고 한다.

모유를 먹이는 어머니가 급속도로 줄어드는 추세로 되고 있지만 모유가 아이의 건강에 결정적인 기여를 한다는 것만은 분명한 사실이다. 최근 외신에 의하면 모유를 오래 먹은 아이일수록 지능지수(IQ)가 높고 학교에서의 성적도 좋다는 분석 결과가 나와 있다.

일반적으로 많이 먹는 제조분유에서는 모유의 성분을 다 갖추고 있지 못할 뿐더러 모유를 먹이면 아이와의 관계도 좋아진다. 아이는 단순히 어머니의 젖만 먹는 게 아니고 어머니의 애정도 함께 먹기 때문이다.

모유는 언제나 모성(母性)에의 커다란 향수를 가지게 한다. 어머니의 젖은 아기에게 있어서는 절대절명의 것이다.

3. 많이 안아 주어라

이 세상에서 제일 아늑한 곳은 바로 엄마의 품이다. 엄마의 품에서 자란 아이들은 성격이 원만하다. 그러나 젊은 엄마들은 어떻게 하면 아이와 떨어져 있을까를 먼저 궁리하는 것 같다.

아이 엄마로서 직장을 가진 여성의 제일 괴로운 때가 아침에 아이와 헤어지는 일이라고 한다. 떨어지지 않으려는 아이를 때로는 속이고 때로는 울리고 때로는 싸우다시피

하면서 아이를 떼어 놓는다. 떨어지지 않으려는 아이에게는 제일 간절한 게 어머니이므로 본능적으로 떨어지지 않으려는 것이다.

그런데도 잔인스럽게 아이를 떼어 놓는다.

그때마다 아이는 스트레스를 받게 되고 그 스트레스가 모이고 쌓이면 인격형성에 영향을 미치게 되는 것이다.

힘이 들더라도 되도록이면 아이를 많이 안아 주어야 하고 또 안을 때는 심장이 있는 쪽으로 안는 것이 좋다. 갓 태어난 유아는 특히 실내 공기를 조금 높이고 어머니는 옷을 되도록 부드러운 것으로 입고 안아주어야 한다. 그냥 안고 있는 것이 아니라 안은 상태에서 끊임없이 염불을 해주어야 한다. 아기는 그 염불소리를 다 듣는다. 염불을 모르면 관세음보살만 반복하여도 된다. 그것을 노래로 불러 주어도 된다.

이렇게 하기를 권하는 것은 아이를 키운다는 것은 아이의 몸만 키우는 게 아니고 인성을 함께 키우는 것이기 때문이다.

그리고 또 아이를 많이 업어 주어야 한다.

옛날 우리네 아이는 등에 업었지만 그것보다는 앞으로 안듯이 업는 것이 참으로 바람직하다. 그것도 아이에게는 제일 편안한 안식처를 만나는 일이 된다.

될 수 있으면 아이를 유모차에 태워 끌고 다니는 것은 피해야 한다. 특히 우리나라처럼 도로 사정이 좋지 않은 곳에서 유모차에 아이를 태우고 다니게 되면 아이의 뇌에 손상을 입힐 우려가 많다. 또 정서가 산만해질 가능성도 높아진다.

아이가 목욕을 하고 난 뒤나 보챌 때는 맛사지를 해주는 것이 좋다. 아이를 위하여 미리 맛사지 하는 법을 익혀 두는 것도 좋을 것이다.

아이와 어머니와의 관계는 이 세상에 제일 은밀하고 소중한 인연이기 때문에 사랑의 힘으로 아이를 기르려는 마음을 가져야 한다.

4. 기저귀를 사용하지 말라

아이에게 기저귀 사용하지 말기를 제언하면, 산골 스님이 뭘 알아서 그런 푸념을 하느냐고 힐난할 것이다. 그렇지만 아기는 말만 못할 뿐 감각마저 없는 것은 아니다.

성인도 여름날에 땀난 것을 그냥 두면 공연히 몸이 찌푸둥하고 마음이 편치 못하다. 마찬가지로 어린아이도 본능적으로 느낌은 있으므로 더 예민하게 반응한다.

어른들이 모르고 뒷처리를 해주지 않았을 때 아기들이 의사 표현을 하지 않으면 그냥 넘어가는 경우가 허다하다.

그러나 예민한 아기들은 대·소변을 보고 나면 울음이나 또는 칭얼거리는 것으로 의사표현을 하기도 한다.

대·소변을 본 상태에서 기저귀를 차고 있으면 아기들이 무의식적으로 받는 스트레스는 그들의 인성(人性)을 구겨 놓는데 크게 작용한다고 전문가들은 경고한다. 기저귀가 아기들에게 상당히 스트레스를 준다는 사실을 처음 밝힌 이는 일본의 다니구찌 선생이다. 그는 기저귀를 연구하기 위하여 나이 든 성인에게 기저귀를 채우고 대·소변을 본 상태에서 지내는 실험을 자그만치 여섯 달 동안이나 했다고 한다.

일회용 기저귀는 아기를 가진 어머니들에게는 더 할 수 없는 편리함을 가져다 준다. 그렇지만 정작 소비자인 아기들로서는 어머니의 편리함과 자기들의 스트레스를 맞바꾸는 꼴이 되었다.

아기들이 일회용 기저귀를 함으로써 받는 스트레스는 약 80%가 된다고 한다. 부드러운 천으로 만든 재래식 기저귀는 약 50%, 그리고 기저귀에 소변을 보아도 뽀송뽀송 하게 끔 만들어진 것이 30% 가량 스트레스를 준다고 한다.

그러고 보면 사실 기저귀를 사용하지 않는 게 아기들로서는 가장 해방된 감정을 느낄 수 있을 것이다.

필자는 어느 아기 엄마에게 태어난지 한 달 후부터는 기저귀를 사용하지 말도록 권하였다. 잠잘 때는 천 기저귀를 밑에 쭉 펴 놓고 또 다른 기저귀로는 아기 위에 그냥 덮어 놓게 하였다. 그랬더니 아기가 밤에 잠을 자다가 깨는 횟수가 보통 때보다 반으로 줄었다고 했다. 그리고 외출이 있을 때만 기저귀를 사용하고 집에 있을 때는 사용하지 않았더니 보통 때보다 보채거나 울거나 하는 빈도가 퍽 준 것 같다는 이야기를 하였다.

아기가 소변·대변을 보면 그것을 성가신 마음으로 치우는 어머니들도 있지만 대부분의 많은 어머니들이 향기로움과 즐거운 마음으로 여긴다니 예사 반가운 일이 아니다.

또 한 가지, 아기들이 대·소변을 보면 잘한 일이라고 격려해 주어야 한다. 만약 아기들이 대·소변을 잘 보지 못한다면 반드시 큰 병이 오게 된다. 대·소변 하는 것을 꾸지람 하거나 나무라면 아기들은 그것을 숨기려 하거나 피하려 한다. 그것은 아기들의 마음을 어둡게 만드는 원인이 된다. 그래서 필자는 조금 무리인 줄은 알지만 되도록 기저귀 사용을 하지 말라고 미련하게 권하는 것이다.

정말 자기 자식이 귀중하고 소중하다는 것을 안다면 그 정도쯤이야 문제 될 게 없다고 생각된다.

5. TV나 라디오를 가까이 하게 하지 말라

부모 자식 사이에는 아기가 태어나기 이전부터 정서적 관계가 형성되어 있다. 아기를 안고 바라보며 하는 대화를 통해 아기는 많은 것을 배우게 되고 또 성장한다. 아기들에게는 자신이 사랑을 받고 있다는 사실이 매우 중요한 일이다.

태아의 생명이 시작되면서 듣는 소리는 어머니의 심장이 뛰는 소리이다. 그것을 태내음(胎內音)이라고 한다. 그 소리가 태아들에게는 아주 편안함을 느끼게 한다. 그래서 울고 보채는 아이를 심장이 있는 쪽으로 안아주면 안정을 되찾는 경우를 흔히 볼 수 있다.

태내에서 들은 엄마의 심장 박동 소리를 기억하는 아기들은 엄마의 목소리를 쉬이 잊지 않는다. 그래서 영아 때도 엄마가 달래면 쉽게 그치는 것이다.

권위있는 유아 교육자들의 말을 빌리면 성장기의 어린이가 직면하는 여러 가지 가운데 TV 만큼 큰 골칫거리는 없다고 단언했다. 어린 아이들일수록 라디오의 음성이나 TV 화면은 도움 보다는 해악이 많다.

'TV를 많이 보는 어린이는 상상력이 퇴화할 가능성이 있다'고 예일대학의 심리학자 제롬 싱어가 밝혔다. 그리고 아기들이 TV를 많이 보면 분노는 물론 짜증과 울음 등 부정적 정서를 가질 가능성이 높다고 하였다.

엄마의 목소리는 아기들에게 있어서는 천사의 속삭임보다 더 정서적인 안정을 가져다 준다. 그렇기 때문에 이야기를 하거나 노래를 불러주거나 하는 게 좋고, 그도 아니면 염불을 해 주는 것 역시 참으로 좋은 육아법이 된다.

미국 백악관 여주인 힐러리 여사는 지난 해 초 이런 메세지를 남겼다.

"과학적으로도 입증 되었다시피 자녀 교육에 가장 중요한 시기는 영아기다. 새로운 연구 결과로 많은 부모들이 확인한 사실은 다름 아닌, 아기는 태어나는 순간부터 본능적으로 배우기 시작한다는 사실이다."

이러한 발견은 참으로 중요한 일이다. 이 메세지는 많은 아기 어머니들이 귀를 기울여야 할 부분이라 생각된다.

영아는 자신의 주변환경을 확실히 인식하고 있으며 두뇌를 움직여 온갖 자극을 갈망하고 흡수한다. 최근에는 아이를 무릎에 올려 놓고 동화책을 읽어주는 것과 같은 정서적 교류와 지적 교류는 아이들의 정서와 학습 발달에 결정적이라는 사실이 밝혀졌다.

그러나 많은 부모들이 아기들은 아무 것도 모른다는 잘못된 선입관에 사로잡혀 천금보다 소중한 기회를 낭비하고 있다.

거듭 밝히지만 아기들은 의식보다 무의식적으로 모든 사

물을 받아들인다. 그러므로 아기의 감성을 해칠 우려가 있는 TV나 라디오는 되도록이면 멀리 하는 게 아기들의 정서 발육에 도움이 될 것이다.

6. 간식은 직접 만들어 주자

일본에서 대학과 대학원을 마치고 그곳 사람과 결혼한 H씨는 아기를 낳고도 직장을 계속 다니길 원했다. 아기를 낳은 6개월 후 보육원을 찾았다.

일본의 사회보장제도는 우리나라 보다도 훨씬 잘 되어 있다. 그렇기 때문에 각 구청에서는 직장을 가지고 있는 여성들을 위한 보육원을 운영하고 있다. 물론 시설과 보모의 질은 최첨단이다.

H씨는 아기를 안고 보육원 안에 들어가서 한동안 견학을 했다. 일하는 사람들의 너무나 능숙하고 세련된 솜씨를 보면서 '참 잘하는 구나!' 하는 생각과 동시에 '아! 저 빈틈없는 세련 속에는 아기에게 절대적으로 필요한 사랑은 없겠구나!' 하는 생각이 들자 무엇인가 불안함을 느꼈다.

그곳에서 H씨는 결심을 했다. 엄마가 아기를 직접 기르는 중요성과 필요성에 대해 H씨는 깨달았다고 한다. H씨는 그날부터 일에 대한 미련은 깨끗이 단념하고 오로지 아기만을 돌보기로 한 것이다.

젊은 부부가 첫 아기를 낳아 기르는 일은 예삿일이 아닐 것이다. 한국처럼 할아버지 할머니가 도와주는 것도 아니고 아기와 관계되는 조그마한 일이라도 상의할 곳이 마땅치 않았다. 그래서 서점에 들러 육아에 관한 책을 손에 잡히는 대로 사서 읽었다 한다.

아기에게 젖을 먹이는 일, 간식을 챙겨 주는 일, 소변·대변 처리하는 일, 부질없이 보챌 때 달래는 일 등 모든 것을 아기에게 가장 알맞고 가장 좋게 적극적으로 대처해 나갔다고 했다.

또 아기가 점점 자라면서는 간식에 유난히 신경을 썼다 한다.

동경과 홍콩에서 주로 살았지만 그 흔한 콜라, 사이다, 쥬스, 초코렛, 과자 같은 단 음식을 절대 먹이지 않았다 한다. 그 대신 감자, 고구마, 옥수수, 콩, 샐러리 등 신선한 야채와 과일로 직접 간식을 만들어 먹였다 한다. 특히 라면 등 인스턴트 종류의 식품은 먹이지 않도록 주의했다.

요즘 대부분의 아이들은 초등학교 5, 6학년 쯤 되면 60~70%가 충치 때문에 고생을 한다고 한다. 그러나 H씨는 단 음식과 인스턴트 음식을 피했고 시간(오후 3시 경으로 정해서 간식을 주었다)과 양을 정해서 주었기 때문에 충치 걱정에서 벗어날 수도 있었다고 했다.

또 그 무엇 보다도 어머니가 직접 만들어 아이들과 같이 먹는 음식에는 애정이 깃들어 있다. 그러므로 아이와의 관계에도 신뢰가 쌓이고 어머니가 하는 말은 그대로 믿고 따르는 성실한 아이로 성장하였다고 한다. 그 어머니는 지금껏 아이 때문에 큰 걱정을 해 보지 않았다는 이야기를 들은 적이 있다.

혀가 미각을 감지하여 체질화되는 시기는 보통 생후 3년이라고 한다. 유아기 때 먹는 음식이 그만큼 미각 뿐 아니라 건강의 기본 틀을 마련하는데 지대한 역할을 한다고 볼 수 있다. 그러므로 유아기 때의 이유식에는 특별한 신경을 써야 한다. 어른 입에 맞추어 맛을 내서는 안된다. 소금·설탕 등 조미료는 될 수 있는대로 쓰지 않고 재료 그 자체의 맛으로도 아기에게는 충분하다.

세 살 까지의 입맛이 성장해서 당뇨병·고혈압·동맥경화 등 모든 성인병의 원인이 되기도 한다. 음식은 정신적·육체적으로 성장하는데 큰 영향을 끼치므로 어머니가 애정을 가지고 직접 만드는 것이 가장 좋은 음식이다.

7. 자유롭게 자라도록 도와주어라

아기들이 우는 것은 당연지사다.

아기들이 우는 데는 다 그만한 이유가 있다. 말을 하지 못하므로 일종의 의사표현이다. 그것이 아기의 언어이기 때문이다.

아기들은 몸이 아프거나 어디가 불편스러우면 숨을 급히 들이쉬며 길고 높은 소리로 일정한 시간을 두고 운다. 이럴 때는 당황하지 말고 가볍게 안아주며 다독여 주는 것이 가장 좋다. 아기들은 심심해도 운다. 그것은 지극히 정상적인 울음이다.

아기들도 자기의 뜻을 나타내고 싶을 때가 있다. 자기에게 관심을 가져 달라는 표시이다. 즉 "엄마, 나 사랑해 줘요" 하는 소리이다. 흔히 보챈다, 칭얼거린다가 여기에 속한다. 그럴 때는 새로운 자극을 주면 이내 멈추기도 한다.

또 어떤 아기들은 정말 고집스레 우는 경우도 있다. 너무 지나치다 싶은 생각이 들면 울도록 내버려 두는 것이 하나의 방법일 수도 있다. 또 아기들은 놀기를 좋아한다. 그럴 때 엄마 아빠 그리고 형제들이나 가족들과 함께 놀도록 하는 게 좋다.

아기들의 마음이 스스로 사랑을 받고 있다는 느낌을 가질 수 있도록 해주어야 한다. 그래서 원하는 대로, 하자는 대로 해주는 것도 좋은 방법이 될 수 있다.

아기들이 요구하는 것은 되도록 끝까지 인내심을 가지고 들어주는 게 좋다. 그러면 아기는 정서적으로 안정이 된다.

가능하다면 아기들이 밝은 마음을 가지도록 가족들이 배려하는 게 좋다. 깨끗한 심성을 가져야 원만한 인격을 갖출 수 있다. 바로 깨끗한 심성의 바탕이 되기 때문이다.

우선은 아기들을 믿는 게 육아법에 있어서 중요한 몫이 된다. 아기들은 소꿉놀이를 하다가도 싫어지면 이내 하지를 않는다.

설령 좋지 않은 버릇이라 해도 끝까지 그대로 놓아둔다. 그리고는 뒤에 그것이 옳은 것이 아니라는 것을 가르쳐 주는 것도 하나의 좋은 방법이다.

아기들에게는 되도록 좋은 습관을 갖도록 도와 주어야 한다. 그런데 도와 준다는 것이 오히려 그르치게 되는 경우가 허다하다. 위압적이거나 강요하여서도 안되고 스스로 선택하도록 여유를 주어야 한다. 그리고 생각하면서 행동하도록 하는 것도 좋은 육아법이다.

모든 것을 다 가르쳐 주는 것도 사랑이겠지만 스스로 창의력을 가지도록 하는 것도 좋은 방법일 수 있기 때문이다.

아기의 시절을 벗어나 판단이 가능해지는 유아기가 되면 스스로 자신이 하는 행동에 책임감을 갖도록 해야 한다.

아이라 하여 잘했거나 잘못했거나 무조건 받아주는 것은 사랑이 아니다. 잘했으면 칭찬을 하고 잘못했으면 분명히 이것은 잘못 되었다고 타일러서 스스로 납득을 할 수 있도록 해야 한다.

아이들에게 꾸중을 할 때는 화난 음성이거나 분풀이식으로 하면 역효과만 낳게 된다. 아이들에게는 사랑의 음성으로 끝까지 조용하고 부드러운 음성으로 타이르는 것이 부모의 중요한 역할이라고 생각된다.

아기들의 밝은 미소는 밝은 장래를 약속하는 것이다.

요즘 유행어 가운데 하나가 EQ라는 단어가 있다.

EQ라는 단어는 감성지능지수(Emotional Intellingence Quotient)라는 영어의 약자에서 나온 단어이다. 더 자세히 설명을 하자면 '자신의 감정을 이해하고, 다른 이의 감정을 공감하고, 그 감정들을 통제하는 능력'이라는 뜻이다.

이 말은 미국 심리학자 샐로비 교수가 만들어낸 말이다.

EQ는 누구나 본능적으로 매력을 느낄 만한 개념일 것이다.

사람의 두뇌 속의 감성지능을 과학자들은 이렇게 밝히고 있다.

"EQ와 IQ의 개념은 두뇌공학적으로도 구분된다. 뇌에 관한 과학적인 연구성과에 따르면 뇌는 3층으로 이뤄져 있다는 것이다.

척추와 이어지는 가장 밑부분이 뇌간, 뇌간을 둘러싼 2층이 변연계, 가장 바깥쪽의 3층이 신피질이다. 가장 원시적이라 할 수 있는 뇌간은 본능과 충동 등의 반사작용을, 보다 진화된 변연계는 감성을, 동물 중에서도 인류의 탄생을 가능하게 한 신피질은 이성을 다스린다.

감성이라는 점에서 EQ는 자신과 남의 감정 이해력을 주로 하는 변연계의 기능과 관계가 많다."

위의 설명으로 보면 지능과 감성의 조화야 말로 참된 인격이라고 볼 수 있다.

여기에서 지식인과 지성인의 차이를 엿볼 수 있다.

물론 사람이라면 지능도 있어야 하지만 지능 보다 우선되는 것은 사람의 됨됨이인 감성이라고 볼 수 있다. 사람다운 사람으로 성장하는 데는 유아기 또한 대단히 중요하다. 그러므로 자유롭게 자랄 수 있도록 도와주는 게 비교적 원만한 인격으로 키우는 데 도움이 될 것이다.

8. 아기에게 염불을 해주어라

누구나 자기 자식은 천금 보다 더 귀하고 소중하다.

부모라면 누구나 아기가 심성도 곱고 올바르게 자라기를 바란다.

아기가 소중하면 염불을 해주어라.

어머니의 염불은 아기의 심성을 맑고 깨끗하게 하는 데
에 좋은 자양분이 된다.

엄마의 마음은 아기에게 그대로 전달된다.

아기가 사랑스러우면 염불을 해주어라.

지극한 인연이 있어 부모 자식으로 만났다. 그 만남은 은
혜로운 만남이어야 한다. 인생은 만남으로부터 시작되는 것
이다. 그 만남을 더욱 중요하게 하기 위하여 사랑의 힘으로
염불을 해주라는 것이다.

아기가 있어 행복감을 느끼면 염불을 해주어라. 행복은
조화로운 인연을 바탕으로 한다.

지금의 행복을 더 행복스럽게 하기 위하여, 또 귀중한 행
복에 금이 가지 않기를 원한다면 염불을 해주어라.

아기가 태어났음이 감사하다면 염불을 해주어라. 염불을
하면 사람과 사람 사이의 인연이 더욱 따뜻한 인연이 된다.
아기의 마음은 순수하기 때문에 본능적인 영감으로 엄마의
마음을 받아들이는 능력을 천부적으로 타고났다.

염불한다는 것은 마음의 번뇌를 씻고 밝은 생명의 빛이
일어나도록 하는 것이다. 아기들은 성장하는 과정에 있으므
로 밝은 생명의 빛이 일어나도록 하는 것은 참으로 중요하
다. 어른으로 성장한 후의 굳어진 생각, 행동, 습관은 고치
기 힘들다.

아기가 울거나 보채면 염불을 해주어라.

몸이 불편하거나 마음이 불편하여도 울 수 있다. 염불은 묘약이다. 어머니의 밝은 마음은 아기에게는 태양과 같은 것이다.

아기에게 젖을 먹이거나, 간식을 챙기거나, 옷가지를 챙기거나, 아기의 옷을 빨거나, 아기 방을 청소하거나, 대소변 처리 할 때도 염불을 해주어라. 어머니는 아기가 올바르게 자랄 수 있도록 도와주는 것이 최대의 임무이다.

아기는 어머니의 소유물이 아니다. 하나의 인격체로 인정해야 한다. 어머니라면 자식에게 잘 해주고 싶은 마음은 누구나 다 가지고 있을 것이다. 잘 해주고 싶다는 것에는 물질적인 풍요를 주는 것도 중요하지만 그 보다 더 중요한 것은 사람답게 자라도록 염불을 해주는 것이다.

어머니가 줄 수 있는 최대의 선물은 따뜻한 마음으로, 그리고 편안한 마음으로 아기에게 염불해 주는 일이다.

아기가 한 사람으로 훌륭하게 자랄 수 있도록 어머니는 혼신의 힘을 기울이게 된다. 그래서 어머니는 위대한 것이다.

태교에세이

지은이 / 석성우
펴낸이 / 金映希
펴낸곳 / 도서출판 土房

1998년 4월 10일 초판1쇄 발행
2008년 6월 20일 초판4쇄 발행
등록 1991. 2. 20. 제 6-514호

136-825
서울특별시 성북구 성북동 184-68 3층
전화 (02)766-2500, 747-4588
팩시밀리 747-9600
e-mail / tobang2003@hanmail.net

ⓒ 석성우, 1998

값 7,500원

ISBN 89-87066 17-7 03590

*이 책에 대한 모든 권한은 저자에게 있습니다. 출판사나 저자의 동의 없이
내용의 일부를 인용하거나 발췌할 수 없습니다.